Nogier's
Auriculotherapy

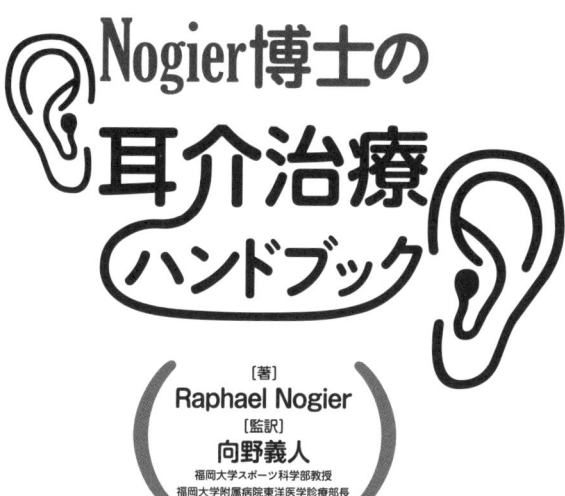

Nogier博士の耳介治療ハンドブック

[著]
Raphael Nogier

[監訳]
向野義人
福岡大学スポーツ科学部教授
福岡大学附属病院東洋医学診療部長

[共訳]
木村豪雄
(聖和記念病院内科)

久保田正樹
(福岡大学附属病院東洋医学診療部)

吉永 亮
(八女市矢部診療所)

山下なぎさ
(ロータスウェルネス鍼灸院)

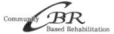

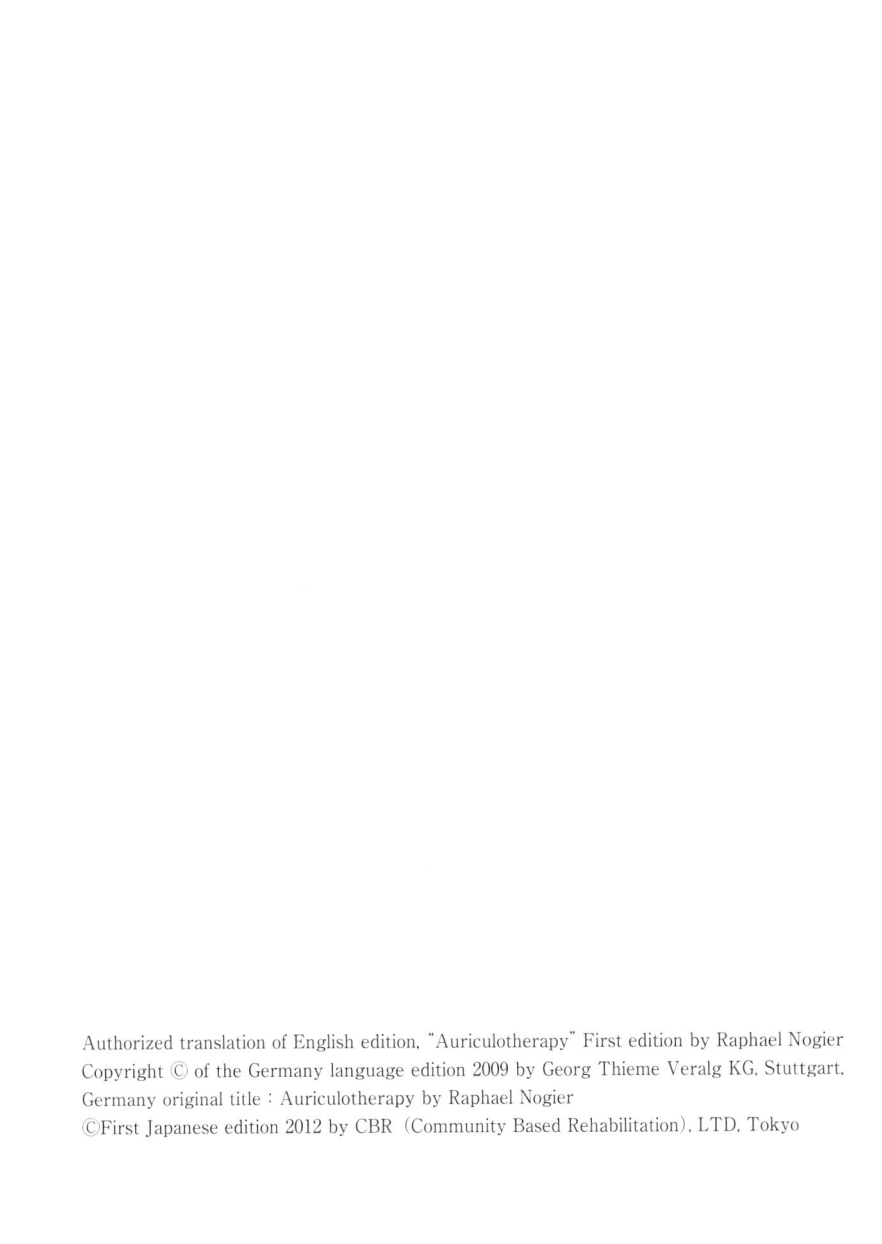

Authorized translation of English edition, "Auriculotherapy" First edition by Raphael Nogier
Copyright © of the Germany language edition 2009 by Georg Thieme Veralg KG, Stuttgart,
Germany original title : Auriculotherapy by Raphael Nogier
©First Japanese edition 2012 by CBR (Community Based Rehabilitation), LTD, Tokyo

本書をお読みになる前に

　わが国では，耳介治療は医師や鍼灸師など鍼治療に携わる方々にも，その治療法や研究についてはあまり知られておらず，耳鍼についての書物を初めて手にする方も多いだろう．しかも，原書には目次の記載がなく，加えて訳本であることから，初めて学ぶ人にとって理解が容易でないだろうと考えた．そこで，本書では，目次を新たに起こして，章立てを工夫した．

　各章の特徴を簡単に解説すると，「第Ⅰ章．耳介治療の基本知識」には耳介治療を始めるのに必要最低限の知識がまとめられている．「第Ⅱ章．耳介治療のガイドライン」では耳介治療の適応となる疾患の治療法を図説とともに解説している．「第Ⅲ章．耳介治療の科学的基礎」には耳介治療の理論的背景について，特にノジェ（Raphael Nogier）が発見した血管自律神経信号や皮膚の光知覚の研究で見出したノジェ周波数を応用した耳介治療の理論と実際についての解説がなされている．また，治療ポイントをどのように選択しどのように優先順位をつけるかなどについても詳しく示されている．

　耳介治療は「第Ⅰ章」「第Ⅱ章」「第Ⅲ章」のすべてを理解しなくてもスタートできるが，治療経験の有無で本書の用い方が異なるのではないかと思う．監訳者としては，以下のように用いると効率的ではないかと考えている．

1. 耳介治療の経験がありすぐにでも実践したい人は，「第Ⅱ章．耳介治療のガイドライン」から治療をスタートできる．
2. 耳介治療の経験があっても基礎的事項を再確認したうえで治療を開始したい人は，「第Ⅰ章．耳介治療の基本知識」を読み，耳介治療の背景を理解したうえで「第Ⅱ章．耳介治療のガイドライン」を参照し治療を開始するとよい．
3. 耳介治療の経験がない方でも「第Ⅰ章．耳介治療の基本知識」を読み，耳介治療の基礎を理解したうえで「第Ⅱ章．耳介治療のガイドライン」を参照し治療を開始することができる．
4. 経験があってもなくても，耳介治療を深く理解して始めようと考える人

は,「第Ⅰ章.耳介治療の基本知識」に加えて「第Ⅲ章.耳介治療の科学的基礎」を読み,耳介治療の最近の理論的背景も理解したうえで「第Ⅱ章.耳介治療のガイドライン」を参照し治療を開始するとよい.

2012 年 11 月吉日
向野　義人

英語版への序文

　私は，カリフォルニアで開催された耳介治療の講義シリーズの通訳であった1978年，Raphael Nogierに会い，翌年，第1回フランス中国鍼灸医療交流の参加者として一緒に中国を旅した．それ以来，鍼灸用語を標準化するためにWHOの科学委員会でともに働き，世界各地で開催された国際鍼灸学会でも彼に出会った．私は，30年にわたり彼が鍼灸医療の発展に貢献するのを賞賛をもって見守ってきた．それゆえ，Thieme社が彼の耳介治療の最近の進歩を英語版として出版することを決めた時には心から喜んだ．

　この本を参考にする開業鍼灸師の多くは，すでに耳介治療の基本的原理に触れ，実践し，また，耳介医学にも接してきたであろう．本書は，そういった方々を対象としている．著者は簡潔に耳介治療の背景，理論的基礎および解剖を総説し，この技術で成功裏に解決できる病気の治療ガイドラインをこの本の前半を費やして解説している．目次は，治療したい疾患を調べるのに役立つ．Nogier博士は概説と挿絵を一体化した形式を創出し，理論を理解させ，彼の提案する治療点の位置を最小限の単語で混乱させることがないように説明している．私はこの特徴がこの本を非常に魅力的にしていると感じている．なぜなら，耳介治療や耳介医学の初期のフランス語の専門書は，治療に推奨される部位を見つける以前に，読者は過剰な説明を読まなくてはならなかったからである．

　この本の前半で取り上げている疾患は，タバコ依存から不安，坐骨神経痛から痔までの範囲に及んでおり，現実的で実践的なものを集めている．後半は，より個別化した内容となっており複雑な解剖学と治療点相互の関係を取り上げることで，フェーズ理論や血管自律神経信号ならびにノジェ周波数について概説とイラストを一体化させて説明している．またこの本で扱っている題材の複雑さにふさわしく，例えば線維筋痛症やうつ病は，治療前により詳細な評価をすることの必要性が強調されている．

　Nogier博士は，熱心な医師，観察者，および教師として，耳介治療学習法を応用し，明快なものにし，さらに洗練させた．数十年の臨床実践を通して，耳

介治療の新たな適応やその科学的関連性を精力的に検討してきた．彼の実践は食物アレルギーとそれがもたらす医学上の難題に対する研究を可能にさせたが，本書には彼の臨床経験に基づく考察が含まれている．

　Raphael Nogier 氏の著書「耳介治療（Auriculotherapy）」が，この分野の臨床的な知見を強化してくれる豊富で実用的な手引書であるということを皆さまは理解されることと思う．彼がこの著作に費した経験，実用的な方法と謙虚さは彼の父の賞賛すべき業績を発展させ，耳治療をさらに一歩進んだ形で統合医療の世界へと動かしている．このことがすべての治療者をこの本の世界へ引き込むであろう．

Joseph M. Helm, M. D.

President, Helms Medical Institute, Berkley, California

Founding President, American Academy of Medical Acupuncture

序論

　Paul Nogier は，約100年前の1908年に生まれた．科学と医学に貢献した後，医学界と一般社会の双方に耳介治療という最も素晴らしい遺産を遺した．この簡単で有効な技術は，耳介の豊富で複雑な神経分布とその固有の反射特性に基づいている．それは，医師やトレーニングを受けたパラメディカルの専門家に，多くの病気に伴う痛みや機能障害を緩和するための迅速かつ効果的な治療法を提示している．

　耳介治療が生まれたのはリヨンであり，この本に示されている技術を英語圏に紹介できるのは，リヨン出身の私にとって嬉しい限りだ．Paul Nogier の息子の中で唯一医師になった私は，長年にわたり父とともに仕事をする幸運に恵まれた．このことが，私に医学全般と同じように耳介反射治療についての父の考えを理解する機会を与えてくれた．

　この簡単でわかりやすい本は，長年の実践と教育の成果であるが，耳介治療を理解するうえで必須の基礎知識を概説している．この技術を十分知らずに診療に用い始める場合でも効果的に実践できるように，また，すでに耳介治療を実践している人には技術を磨けるように工夫している．

　私は，Françoise Bourdiol が亡き夫 René Bourdiol 医師（Paul Nogier の親しい仲間で友人）が描いたさまざまな図の出版許可を与えてくれたことに感謝したい．また，丁重な序文を寄せてくださった Joseph Helm，図を描いてくださった Cécile Bergeron，原本を翻訳してくれた Peter Beauclerk，Angelika Fingott と Thieme 社，最後に，この本を準備するにあたり手助けをしてくれた Diana Bittner に感謝を捧げたい．

　私は，過去数年にわたり私と緊密に仕事をした以下の同僚に感謝の印としてこの本を献呈する：私を医療職に導いてくれた Pierre Magnin 教授，Daniel Asis 博士，Francis Baudet 博士，Jorge Boucinhas 博士，Bernard Bricot 博士，Coutté 博士，Jean Goris 博士，Rudolf Halling 博士，Virginio Mariani 博士，Michael Marignan 博士，Simao 博士，Yves Rouxrville 博士，Anthony de Sousa

博士，Paul de Susini 博士，Anne Marie Vester 博士，Chantal Vulliez 博士．

　このささやかな仕事が痛みや病気に苦しんでいる方々の救いに役立ちますように．

Raphael Nogier, MD

著者プロフィール

　耳介治療の創始者である高名な Paul Nogier 氏の息子である Raphael Nogier 氏は，早くからこの領域の治療では第一人者となり，父親とともに研究に従事し続けている．父親が亡くなった後も，Raphael Nogier 氏は父親の研究をさらに進展させた．実践的な医師として，彼は耳介治療の中で新しいスタンダードを作り出している．

　Raphael Nogier 氏は，フランスのリヨンで開業しており，そこで彼の治療法を実践している．彼は数多くの研究と書籍の著者であり，1977 年以来，世界各国のさまざまな学校で耳介治療を教えてきた．

　現在では，Raphael Nogier 氏は，リヨン医学研究グループ (Groupe Lyonnais d'Etudes Médicales) とともに研究しており，"9 月の医学の日" (Journées Médicales de Septembre) を組織している．詳細については www.nogier.info をご覧いただきたい．

　1989 年以来，彼は WHO の国際鍼灸用語に関する科学グループの報告者として活躍している．また，彼は 1990 年にはリヨンで耳介治療における治療ポイントの用語を標準化するワーキンググループの委員長であった．

目　　次

本書をお読みになる前に……………………………………………………ⅰ
英語版への序文………………………………………………………………ⅲ
序論……………………………………………………………………………ⅴ
著者プロフィール……………………………………………………………ⅶ

第Ⅰ章　耳介治療の基本知識 ── 1
A．疾病の構造 …………………………………………………………2
B．ポイントとは ………………………………………………………4
1．2つのタイプのポイント …………………………………………4
2．反射点―神経系に直接働きかけるポイント ……………………6
3．神経血管複合体―神経液性タイプのポイント …………………8
C．耳の臨床解剖 ………………………………………………………10
1．耳の解剖 ……………………………………………………………10
2．耳の神経支配 ………………………………………………………12
3．耳における臓器の局在図 …………………………………………14
4．耳における脊椎系の局在図 ………………………………………16
5．耳における臓器の分布位置 ………………………………………18
　①中胚葉組織（19）　②内胚葉組織（20）　③外胚葉組織（21）
6．その他の部位 ………………………………………………………22
D．基本技法―ポイントの見つけかた ………………………………24
1．圧迫（疼痛）探索法 ………………………………………………24
2．電気的探索法 ………………………………………………………26
3．ポイントの治療の前に ……………………………………………28

第Ⅱ章　耳介治療のガイドライン ── 31
A．耳介治療の適応 ……………………………………………………32

B．各種疾患の治療プロトコール …………………………………34

1. 煙草依存症 ………………………………………………………34
2. 有害な瘢痕（手術痕や熱傷瘢痕など）……………………………36
3. 肥満 ………………………………………………………………38
4. 便秘 ………………………………………………………………42
5. 坐骨神経痛 ………………………………………………………44
6. 女性の不妊症 ……………………………………………………46
7. 痙攣素因性体質（潜伏テタニー）………………………………48
8. 帯状疱疹 …………………………………………………………50
9. 肩手症候群（RSD）：反射性交感神経性ジストロフィー ………52
10. 肩痛 ………………………………………………………………54
11. 老人性の変形性脊椎症 …………………………………………56
12. 乳腺症と乳房痛 …………………………………………………58
13. 片頭痛 ……………………………………………………………60
14. うつ病性障害 ……………………………………………………62
15. うつ病性障害の治療 ……………………………………………64
16. 胸郭出口症候群 …………………………………………………66
17. 低血圧症 …………………………………………………………68
18. 食物アレルギー …………………………………………………70
19. 片側性大脳半球障害 ……………………………………………74
20. 乾癬 ………………………………………………………………76
21. 三叉神経痛 ………………………………………………………78
22. 急性痔核 …………………………………………………………80
23. 苦悶と不安 ………………………………………………………82
24. 小児の多動性障害 ………………………………………………84
25. 慢性進行性多発性関節炎 ………………………………………86
26. 気管支喘息 ………………………………………………………88
27. 末梢性神経障害の治療 …………………………………………90

28．繊維筋痛症の治療……………………………………………………92

第Ⅲ章　耳介治療の科学的基礎 ──────────────── 95
　A．解剖学……………………………………………………………96
　　1．耳後面の解剖…………………………………………………96
　　2．耳後表面の中胚葉の位置……………………………………98
　　3．耳後表面の内胚葉の位置……………………………………102
　　4．耳後表面の外胚葉の位置……………………………………104
　　5．後面の重要なポイント………………………………………108
　B．ポイント間の相互関係からみた治療アプローチ……………110
　　1．幾何学的関係…………………………………………………110
　　2．直線上のポイントの治療……………………………………112
　　　①調和システム（112）　②非調和システム（112）
　　3．治療ポイントの優先順位……………………………………114
　C．フェーズ理論……………………………………………………116
　　1．Paul Nogier のフェーズ理論…………………………………116
　　2．フェーズについての現代的な視点と今日の臨床的応用……118
　　　①フェーズ1（120）　②フェーズ2（122）　③フェーズ3（126）
　　3．生理学的基礎…………………………………………………130
　　　①耳心臓反射（ACR）─別名血管自律神経信号（VAS）（130）
　　　②血管自律神経信号（VAS）の経験方法（132）　③皮膚の光知覚（134）
　　　④皮膚の光知覚と耳のポイント（136）
　　4．ノジェ周波数…………………………………………………138
　　　①周波数 A（140）　②周波数 B（142）　③周波数 C（144）
　　　④周波数 D（146）　⑤周波数 E（148）　⑥周波数 F（150）
　　　⑦周波数 G（152）
　　5．ノジェ周波数の研究…………………………………………154
　　　①耳のポイントを研究・治療するための機器の選択法（154）

②ノジェ周波数による耳ポイントの研究（156）

　6．病変部位の電磁気特性 …………………………………………158

付録 ……………………………………………………………………………161
　1．WHO ワーキンググループによる用語の標準化 …………………162
　2．WHO からワーキンググループへの手紙 ……………………………163
　3．用語解説 …………………………………………………………………165
　4．推奨機器とサプライ ……………………………………………………176

引用文献と参考文献 ……………………………………………………………179
索引 ………………………………………………………………………………181

第I章

耳介治療の基本知識

第Ⅰ章　耳介治療の基本知識

A．疾病の構造

①健康は以下の3つの因子によって決定される

- 人々の生活様式（文化的に決定される）
- 衛生状態
- 医療（特に周産期に重要）

②疾患は主に以下の原因で引き起こされる（図1参照）

- 人々の生活様式―交通事故，心臓発作，結核，肝炎，後天性免疫不全症候群（AIDS）等．これらの疾患は，教育病院や地域病院で治療されるべきである．
- 生まれもった本能の抑制―機能障害，過食症，食欲不振，性的な障害，うつなど．これらの疾患は，代替治療手段によって治療可能である．

第Ⅰ章 耳介治療の基本知識 3

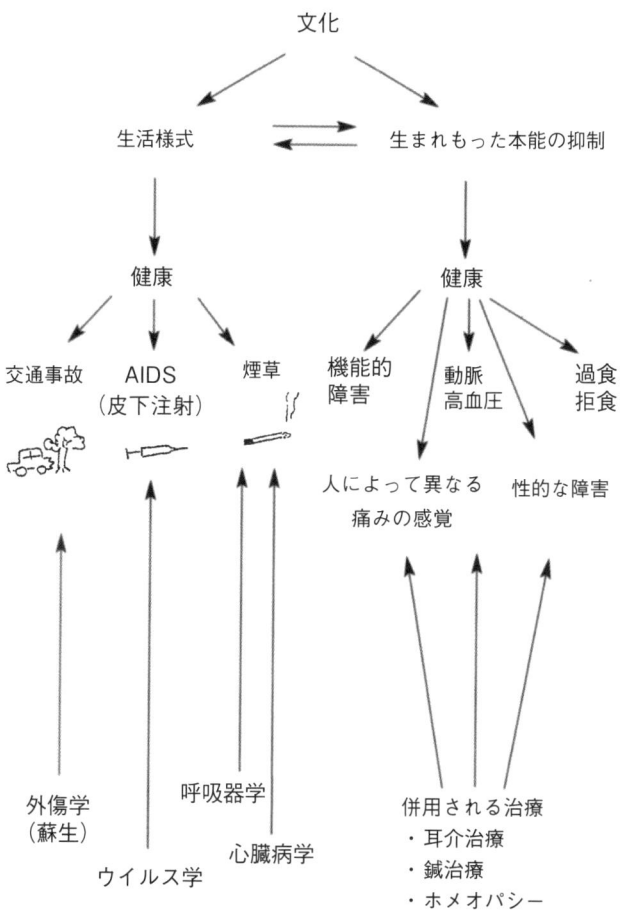

図1 健康と医療の文化的条件づけによる効果

B．ポイントとは

1．2つのタイプのポイント

耳介治療（耳介医学）*の概念は，ポイントの性質を理解することに基づいている．

耳には以下の2種類のタイプのポイントがある．

①神経系に直接働きかけるポイント（圧痛点）

これらのポイントは，臓器が病気に罹ると痛みを伴うので，圧索棒で探し出すことができる．

治療には鍼やマッサージが用いられる（図2a, b参照）．

②神経液性タイプのポイント

これらのポイントは電気探索器（ダイアスコープ）で探し出すことができ，それらは特定の構造によって形成されている—神経血管複合体[1-3]．

これらのポイントは赤外線レーザーで治療される（図2c参照）．

[訳者注]
*耳介医学（Auriculomedicine）
1970年代にPaul Nogier博士により創始された医学の領域で，特定の周波数に反応する部位特異的な光知覚の発見とこの現象を病気の診断と治療に有効に活かす可能性を基礎としている．138ページのノジェ周波数参照．

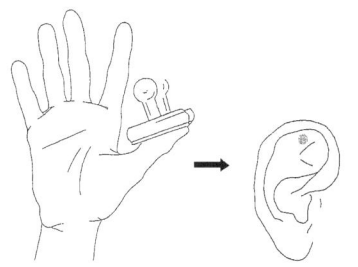

a 身体の疾患は，耳に病的領域ないし病的ポイントを生じる

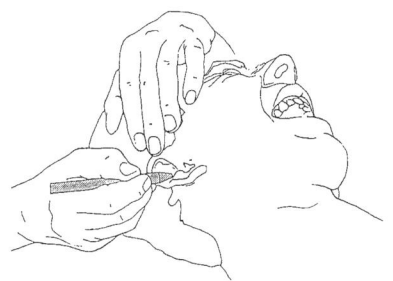

b 耳の病的なポイントの位置を決めるには，痛みの反応を利用する（圧索棒）

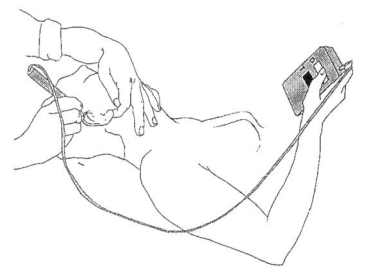

c 耳上の病的なポイント（神経血管複合体に位置する）をダイアスコープ（Dia-scope）を用いて探す[4]

図2 2つのポイント

2．反射点—神経系に直接働きかけるポイント

 ポイントは，対応する臓器や身体の部位が痛むときに押圧すると痛みがある．これらの現象は，神経系の機能と構造が体系づけられていることで説明される．

 耳のポイントは，脊髄視床路と網様体によって身体のさまざまな部位とリンクしている．末梢の部位が障害を受けると，対応する耳のポイントが敏感になる．例えば圧迫すると痛む（図３参照）．

 これらの反射点は痛みの緩和に用いることができる．

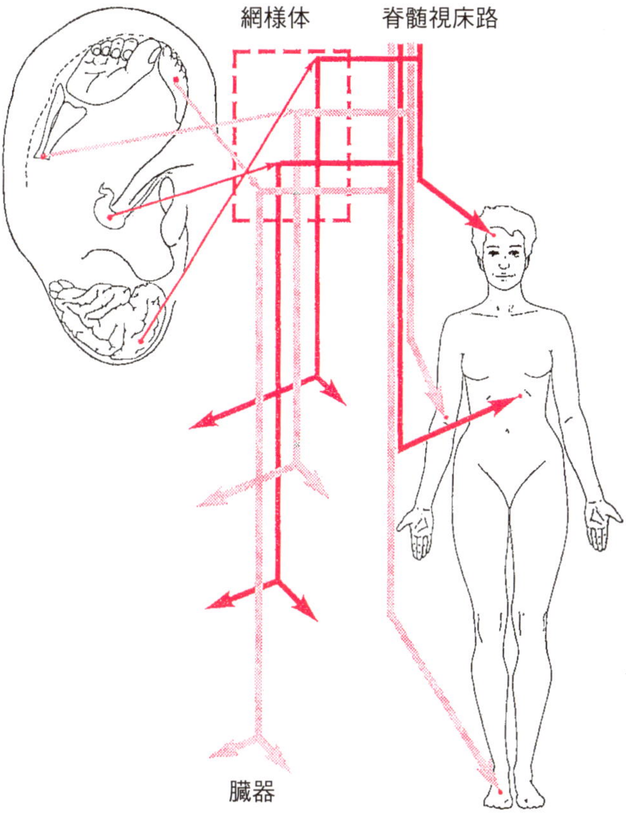

第Ⅰ章 耳介治療の基本知識 7

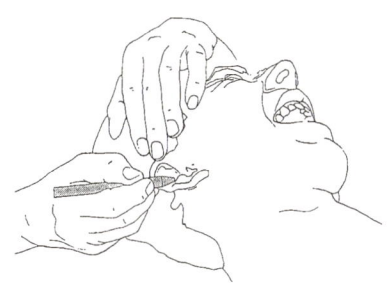

網様体　脊髄視床路

臓器

a　耳介反射点の神経学的基礎

b　敏感な耳のポイントを探す(「しかめっ面」の兆候)[4]

図3　反射点

3．神経血管複合体[*1] ―神経液性タイプのポイント

①J. E. H. Niboyet（1963）は以下を見つけだした
- 皮膚表面には電気抵抗の低いポイントがある．
- それらのポイントは，皮膚が完全にアルコール，アセトン，エーテル溶液で洗浄された後でも観察することができるので，これらのポイントは皮膚の分泌物とは無関係である．
- それらは，中医学の経穴に対応しており，生体でも死体でも見つけることが出来る．

②Sénélar, Auziech, Terral らの研究（1970〜1980）から（図4参照）

彼らは，ヒトやウサギの皮膚電気抵抗（CER）の低い耳のポイントを研究し，それを光学顕微鏡で検討した．

彼らは，低い皮膚電気抵抗（CER）のポイント下での特定の組織学特徴を以下について発見した．
- 細動脈
- 細静脈
- リンパ管
- 自由神経終末

[訳者注]
[*1] **神経血管複合体（Neurovascular complex）**
　神経血管・リンパ複合体とも呼ばれる．身体や耳の鍼灸ポイントの基本的な組織学的構造として同定されてきた．それは大きな細動脈と表皮に向かって垂直に上行する枝とが連結され，細静脈が随伴したリンパ幹で構成されている．有髄神経線維は血液とリンパ管と血管の周りにある網状構造をした無髄神経線維に絡み合っている．全体的な構造は表面の筋膜から生じた疎な結合組織からなる垂直の円柱の中に存在しており，厚く密集し，部分的には孤立した皮膚の結合組織により取り囲まれている．神経血管複合体上皮は，周囲組織と比較して常に1000倍の電気伝導性が観察されてきた．
[*2] **ダイアスコープ（Diascope）**
　電気抵抗を計測して治療ポイントを見つける Punctoscope や Agiscop DT などの総称．

有髄神経線維は，血管成分の間に分布し，血管構造に近接している．

神経と薄い壁の血管がごく近い所に共存していることは，偶然の構造ではない．そのポイントを刺激されることで，内分泌成分によりホルモンや関連因子が放出されることを注目すべきである．これらの組織は神経血管複合体と呼ばれる．

- 神経液性ポイントは，電気抵抗を計測できる機械を使って探すことが出来る．
- それらは，末梢の機能障害がある時に探すことができる．
- これらのポイントは，レーザー治療で治療できる．
- ある著者[5,6)]は，神経血管複合体[*1)]は臓器の体温調節において活発な役割を果たすとの仮説をたてた．

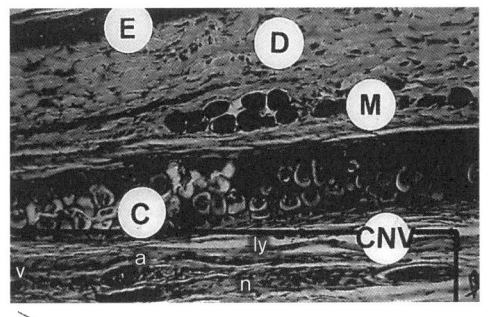

a　E＝表皮（Epidermis）/D＝真皮（Dermis）/M＝墨汁（China ink）/C＝耳介軟骨（Auricular cartilage）/CNV＝神経血管複合体は耳介治療で使用されるポイントの下部組織に一貫して見つけられる．（v-細静脈，a-細動脈，ly-リンパ管，n-皮膚神経）神経血管複合体は比較的一定のパターンがある．

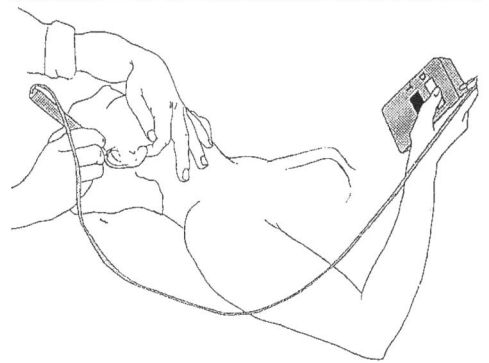

b　ダイアスコープ[*2)]（Diascope）を用いて耳の治療ポイントを見つける．（神経血管複合体の部位）．[4)]

図4　耳のポイントの例（約300倍）[6)]（著者の許可を得ている）

C. 耳の臨床解剖 (図5参照)

　耳介治療は臨床的な観察を集積して耳に身体全体が投影されているとの考えの下に行われている．解剖学的部位を目印として，耳の各部位における体性局在や脳神経分布を理解することで，その患者の病気に応じた耳のポイントを探すことが可能となるであろう．また，耳のポイントには全身的な効果をもたらすマスターポイントもあることが知られている．ここでは耳介治療に特有な臨床解剖について解説する．

1. 耳の解剖

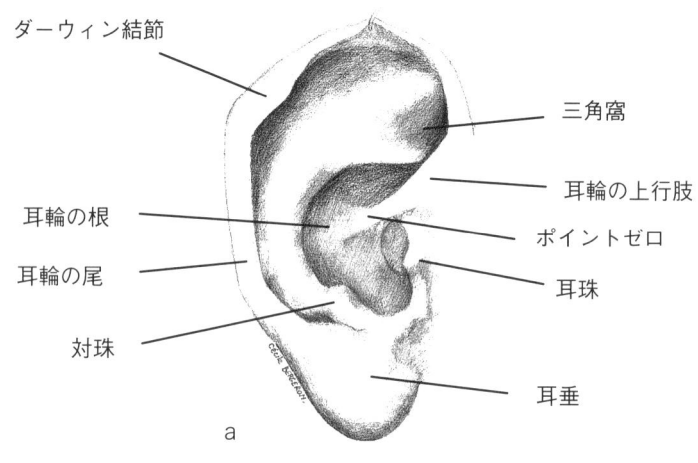

図5　外耳の解剖（1）

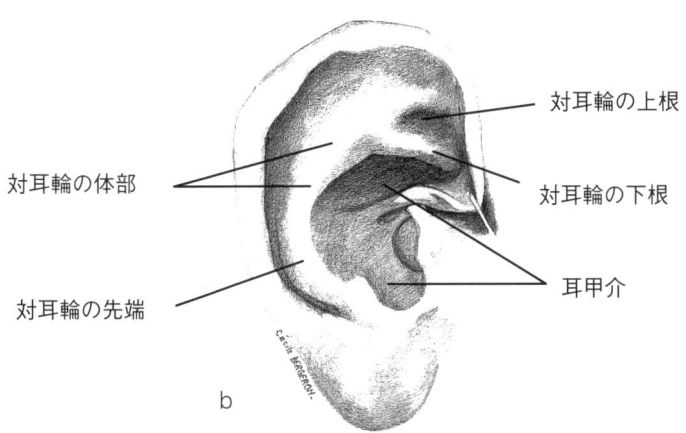

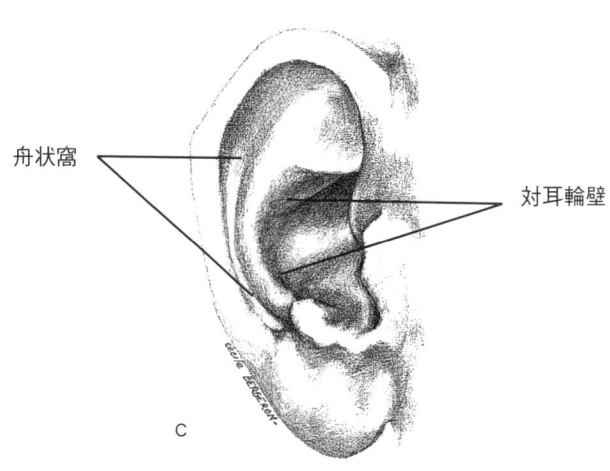

図5　外耳の解剖（2）

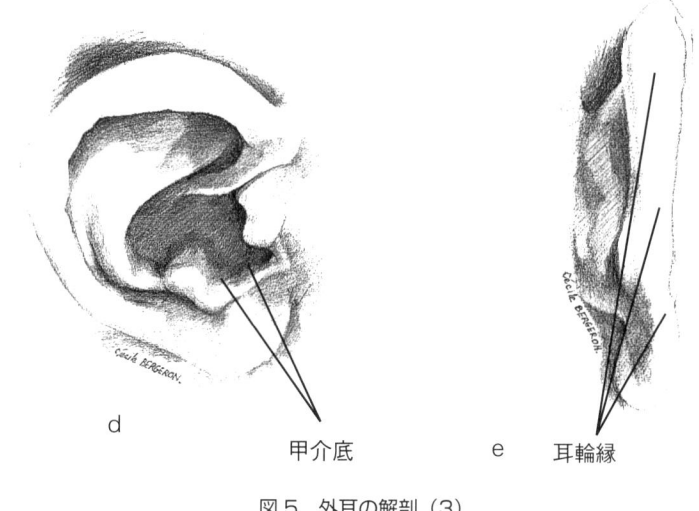

図5 外耳の解剖（3）

2．耳の神経支配

①外耳には，以下の4つの明確なゾーンがある

- 中央甲介―迷走神経の副交感線維によって支配される．
- 中間耳介―三叉神経の下顎枝により支配される（交感神経線維）
- 耳輪耳垂領域―浅頸神経叢によって支配される（混合支配*）
- 耳珠の領域―混合支配*

　胎生学的に耳の由来をみると，内胚葉，中胚葉，外胚葉から形成されており，胎生期の耳の発達につれて神経も成長し，耳には迷走神経を始めとしていくつかの脳神経が分布している．詳細は解剖学の成書を参照すると良いが，確実な定説がある訳ではない．図6にはJ.Bossyの考え方を採用した神経支配を示している．

第Ⅰ章 耳介治療の基本知識 13

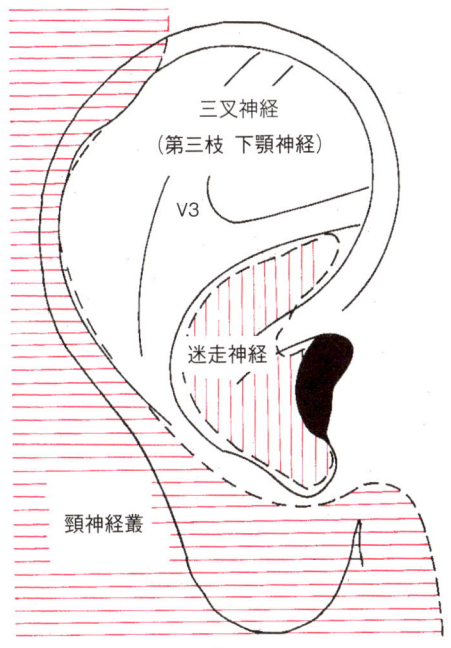

図6 J. Bossy[7)]による耳の神経支配

[訳者注]
*混合支配は，運動神経，感覚神経，自律神経（交感神経と副交感神経（迷走神経））のいずれか同士が混在している神経による支配を指している．
　三叉神経下顎枝は感覚神経と運動神経を含有しており混合神経である．触，圧，痛覚刺激は三叉神経を介して自律神経反射を起こす特徴がある．

3．耳における臓器の局在図（図7参照）

①耳の体性局在は論理的である

- 中心部では，耳甲介（迷走神経支配）は内胚葉に由来する組織の位置するポイントが含まれる．
- 中央の部位では，対耳輪と耳輪の一部（三叉神経支配）は中胚葉に由来する組織の位置するポイントを含む．
- 周辺エリアでは，耳輪の一部と耳垂（浅頸神経叢支配）は外胚葉に由来する組織の位置するポイントを含む．

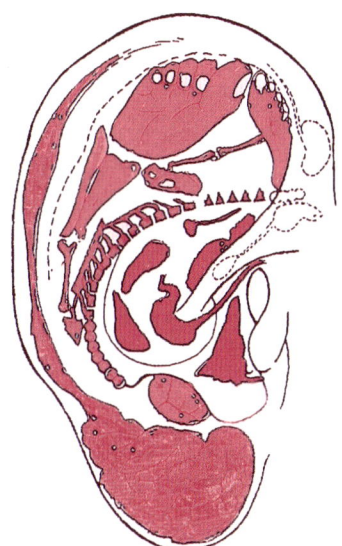

a 耳介の部位（Paul Nogier, 1977）

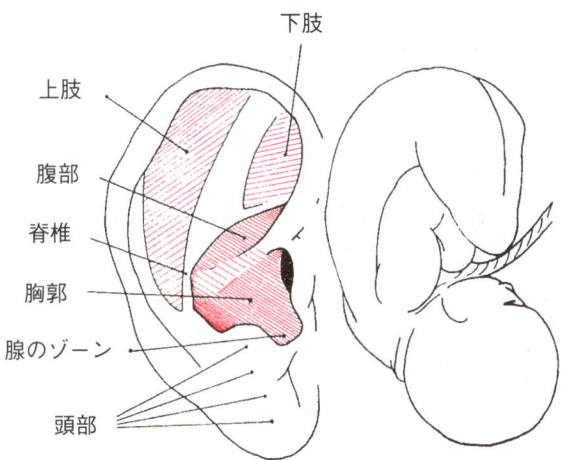

b 耳介と対応する胎児のイメージ（Paul Nogier, 1969）

図7 各種臓器の耳介における局在

4．耳における脊椎系の局在図 (図8参照)

- **脊椎**は，対耳輪に相当する．
- **椎体**は，対耳輪の尾根に相当する．
- **脊椎の筋肉や靱帯**は，対耳輪の外側面に相当する．
- **交感神経鎖**は，対耳輪の壁に相当する．

第Ⅰ章 耳介治療の基本知識 17

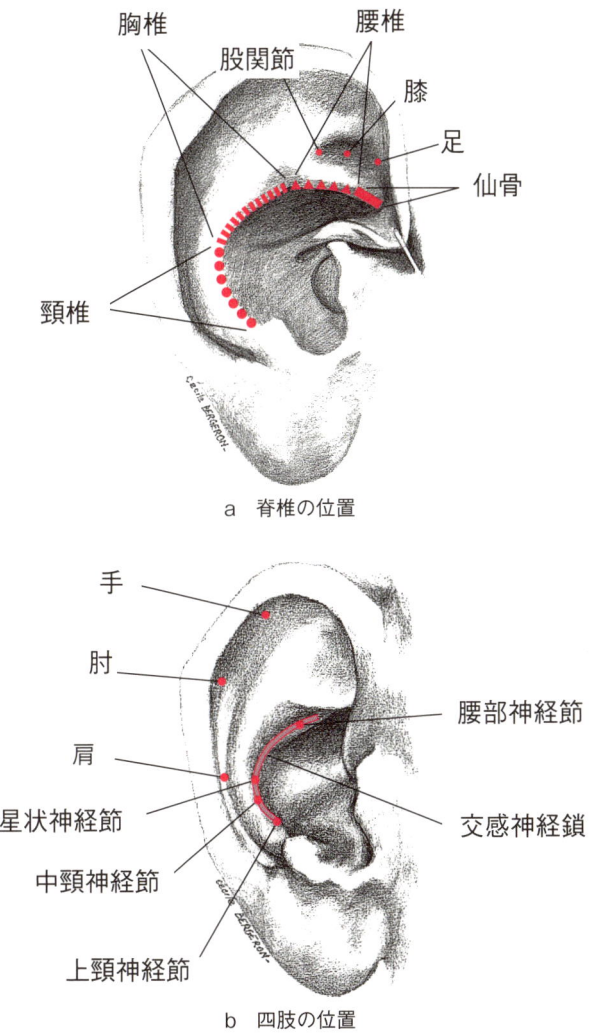

a 脊椎の位置

b 四肢の位置

図8 耳上の四肢, 脊椎の位置するポイント

5．耳における臓器の分布位置 (図9〜11参照)

- 中胚葉[*1]
- 内胚葉[*2]
- 外胚葉[*3]

[訳者注]
[*1] **中胚葉**（Mesoderm）
筋肉，骨，結合組織，循環器，泌尿生殖器などが発生分化する．
[*2] **内胚葉**（Endoderm）
内胚葉は，消化管の上皮とその付属器官の上皮や実質，膀胱，尿道，前立腺などの上皮が発生分化する．
[*3] **外胚葉**（Ectoderm）
外胚葉は，表皮組織，神経系，外部感覚器，口や肛門の粘膜などが発生分化する．

① 中胚葉組織

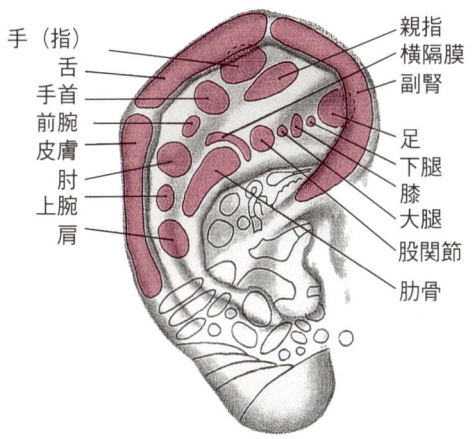

a　中胚葉　見えている部位

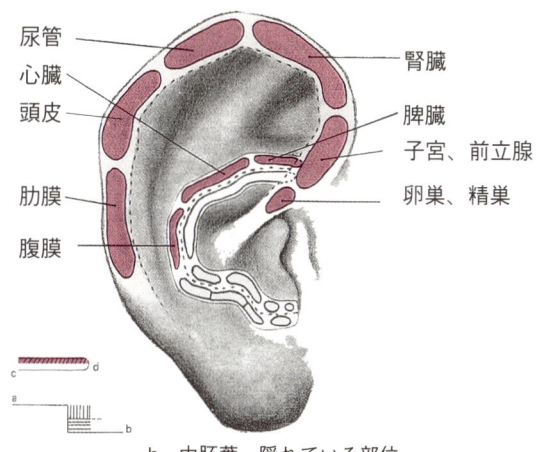

b　中胚葉　隠れている部位

図9　部位（Paul Nogier, 1987）

② 内胚葉組織

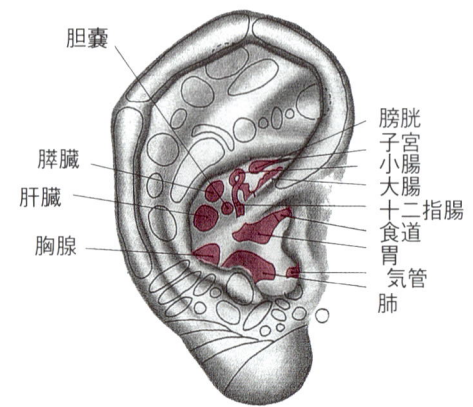

a　内胚葉　見えている部位

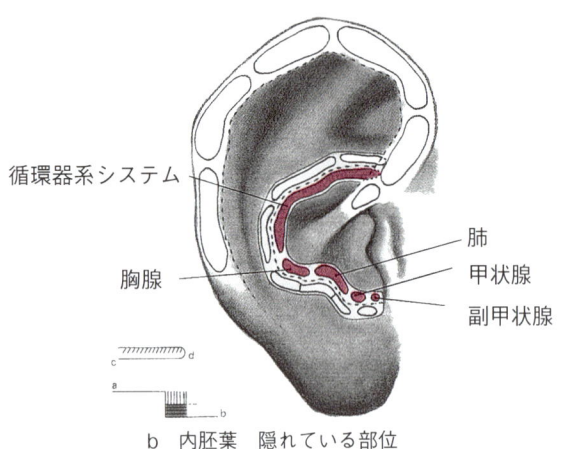

b　内胚葉　隠れている部位

図10　内胚葉組織の部位（Paul Nogier, 1987）

③ 外胚葉組織

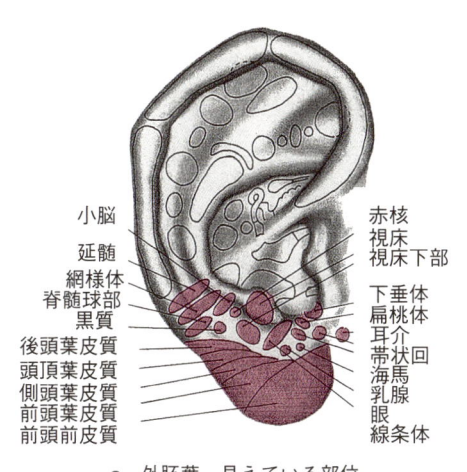

　　　　　　　小脳　　　　　　赤核
　　　　　　　延髄　　　　　　視床
　　　　　　　網様体　　　　　視床下部
　　　　　　　脊髄球部　　　　下垂体
　　　　　　　黒質　　　　　　扁桃体
　　　　　　　　　　　　　　　耳介
　　　　　　　後頭葉皮質　　　帯状回
　　　　　　　頭頂葉皮質　　　海馬
　　　　　　　側頭葉皮質　　　乳腺
　　　　　　　前頭葉皮質　　　眼
　　　　　　　前頭前皮質　　　線条体

a　外胚葉　見えている部位

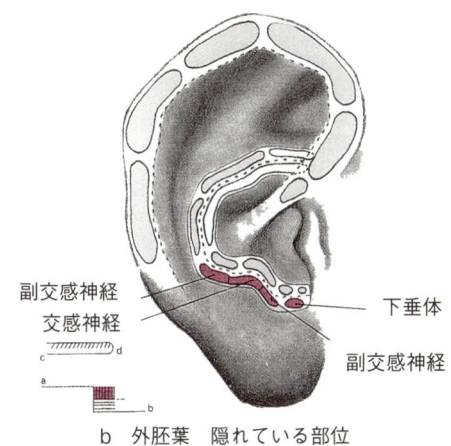

副交感神経　　　　　　　　　　下垂体
交感神経

　　　　　　　　　　　　　　　副交感神経

b　外胚葉　隠れている部位

図11　外胚葉組織の部位（Paul Nogier, 1987）

6．その他の部位

耳のポイントは，全身的な効果をもたらす．これらのポイントは，マスターポイント*として知られている（図12参照）．

- それらは，主として電気的探索法により検出可能である．
- それらは，赤外線レーザーによって最も良く治療される．
- いくつかの臓器では，耳上の1か所以上に対応している．これはPaul Nogierが1981年に発表したフェーズ理論で説明されている．（参照"Paul Nogier's Phase Theory" 114ページ参照）

[訳者注]
*マスターポイント（Master points）
　全般に作用を有する一連の耳のポイントで，広く様々な治療において併用される．
- 内分泌：下垂体を介して全ホルモン系を活性化する
- ストレスコントロール：急性ならびに慢性ストレスを緩和するために副腎を活性化
- トランキライザー：血圧を調節，筋緊張を軽減，一般的な鎮静効果をもつ
- 大脳マスター：慢性痛と心身症を治療する
- 振動マスター**：左右の大脳半球のバランスを調節し，大脳半球異常を治療する
- 感覚マスター：五感における正確な知覚を確保するのを助ける
- ポイントゼロ：生理的な恒常性を保つ
- 神門：不安と痛みを軽減し，気分を高揚させる
- 交感神経：血圧と自律神経系の全体にわたる機能を調節する
- 視床：痛みのコントロールに用いる

**マスター振動ポイント（Master oscillation point）
　耳のマスターポイントの一つである．振動ポイントは耳珠に位置し，左右の大脳半球のバランスを調整させ，大脳半球異常を治療する．それはノジエのO'と同じか，非常に近い部位にある．

第Ⅰ章　耳介治療の基本知識　23

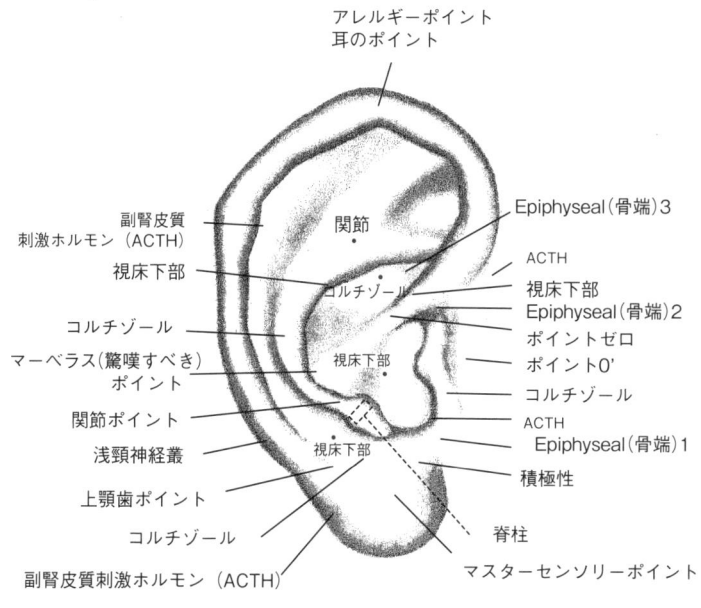

図12　マスターポイントの位置（Paul Nogier, 1987）

D．基本技法—ポイントの見つけかた（図13参照）

1．圧迫（疼痛）探索法

テクニック
- 手指による触診．患者を診察台の上に仰向けにする．治療者は，患者の後ろに座り，痛みの部位を探すために両耳を触診する．
- 250 gの圧索棒を用いて"しかめっ面兆候"を引き出す．

適応

圧迫（痛）を用いて探索するテクニックの適用は以下のような末梢神経障害である
- 変形性関節症
- 腰痛
- 痛風（急性）
- 神経痛

第Ⅰ章 耳介治療の基本知識 25

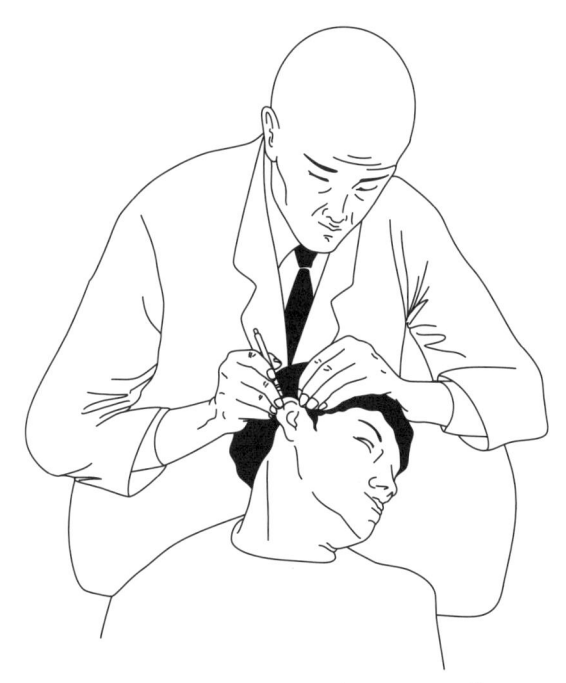

図 13 圧索棒を使用してポイントを探す[4]

2．電気的探索法

テクニック

病的な状態にある神経血管複合体の位置を決める手順．器具は，パンクトコープ（punctoscope）や電気探索器（**図 14 参照**）と刺激器を兼ねたアジスコップ DT（Agiscop DT）（**図 15 参照**）などポイントを判別できる測定技術を利用する．

器具では以下のものが測定できる：
- ポイント R1 周囲のエリアの皮膚抵抗
- ポイント R2 の抵抗
- 手の抵抗（RH）

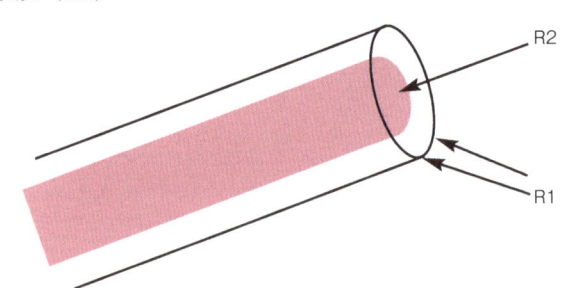

図 14　電気探索器の図
（RH−R1）/（RH−R2）の比が 1 から変化したとき，そのポイントの抵抗が低下していることを示唆する．

原理（訳者注）

経穴部位の皮膚の電気抵抗が低いという現象を応用して，わが国でも電気探索器が開発されて多くの臨床家に利用されている．しかし，探索導子の圧の強弱で抵抗が変わる欠点を有している．フランスで開発されたこの器具は探索導子の圧が一定になるように工夫され，しかも反応している経穴の抵抗だけでなく，周囲との差異を測定することで正確な部位を見つけようとする特徴を有している．パンクトスコープ（Punctoscope）はポイント探索に用い，アジスコップ DT（Agiscop DT）はポイント探索およびその部位の刺激ができる．

注意：電気的探索の精度は以下に影響される．

- 薬物の摂取（コルチゾン，高用量の NSAIDs 等）
- 低気圧

適応

電気的探索の適応としては，以下のものが挙げられる

- 慢性痛
- 機能的障害
- 精神的な障害
- 煙草依存

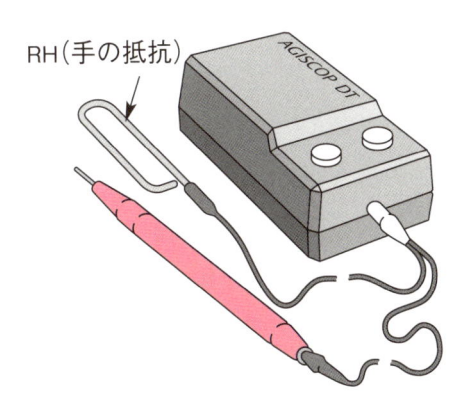

RH（手の抵抗）

図 15　アジスコップ DT（Agiscop DT）

[訳者注]
*電気探索器の入手法

Punctoscope については現在，わが国における販売情報はない．Agiscop DT の販売元はフランスの SEDATELEC で，以下の website あるいは Agiscop DT というキーワードで website 検索することで購入情報を入手できる．（http://www.sedatelec.com）

これらの機器は耳介治療をスタートするのに必ずしも必要な機器でなく，前項の圧迫（疼痛）探索法でポイントを見出すことで代用できる．圧索棒として，さまざまなものが応用できるが，入手が比較的容易なのは鍉針（ていしん）である．

3. ポイントの治療の前に

①圧索棒で発見されるポイントの治療（図16参照）

- ガラス棒でポイントをマッサージする.
- 標準的な鍼（毫鍼）—20分間留置する.
- 半永久鍼（留置鍼）*—小さな鍼を数日間耳に留置する.
- レーザー—それぞれのポイントは，その特定の部位(すなわち，ゾーンA，B，C，D，E，FまたはG）に関連した周波数で治療しなければならない（図17，33ページ参照）.

②電気的探索によって決められたポイントの治療

- ほとんどはレーザーによって行う.
- また鍼による治療は，半永久鍼または電流によっても行うことができる.

[訳者注]
*半永久鍼

　ASP（半永久鍼）のシステムは，1973年にPaul Nogierによって導入された．ASP（半永久鍼）はフランスのメーカーであるSEDATELECが販売しており，国内では入手しにくい．そのため，皮内鍼や円皮鍼で代用するのが簡便である．円皮鍼（パイオネックス，セイリン(株)社製）には深さが0.3 mmのものがあり，耳介軟骨まで到達することは希なので感染防止にも配慮できるので耳介治療に適している．皮内鍼はさまざまなメーカーで製造されており，術者が刺入の深さを調節できる特徴がある．

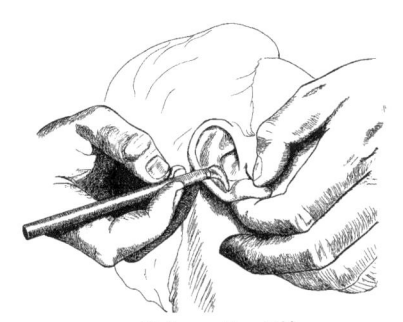

第Ⅰ章 耳介治療の基本知識 29

a 耳介マッサージ法

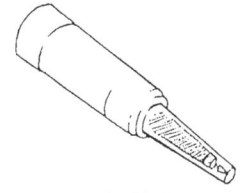

b 半永久鍼（参照：SEDATELEC Irigny France 175ページ）[4]

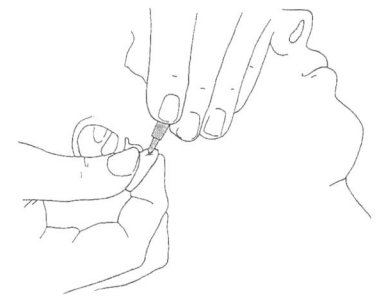

c 半永久鍼の挿入[4]

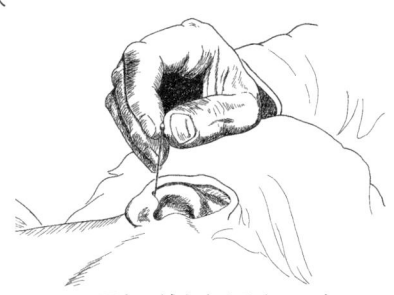

d 耳介へ鍼をするテクニック

図16 圧索棒で発見されるポイントの治療

第Ⅱ章

耳介治療のガイドライン

第Ⅱ章　耳介治療のガイドライン

A．耳介治療の適応 (図17参照)

疼痛
- 代謝性
- 外傷性
- 神経性

機能的障害
- 頻脈
- 便秘
- 過敏性腸症候群
- 慢性疲労
- 無月経や月経困難症など月経の問題

依存性障害
- 煙草依存
- ベンゾジアゼピン（精神安定剤）使用
- 抗うつ剤の使用

精神的な障害
- 反応性うつ病
- 不安神経症

皮膚疾患
- 湿疹
- 乾癬
- 脱毛症

禁忌!!
- 妊娠

[訳者注]

　整形外科医であったPaul Nogierは地中海地方に数1000年前から伝承されてきた坐骨神経痛に対する対耳輪上の焼灼療法をヒントに耳介療法を発展させた．彼は臨床的な経験を長年にわたり集積し，耳介は身体全体を投影しており，耳介への刺激で身体のあらゆる部位を治療できるとの仮説を提唱した．耳介のマップを完成した後，1968年に偶然，耳のポイントへの刺激が橈骨動脈拍動を変化させることを発見したと伝えられている．このことが，痛みから心の問題までのさまざまな疾患に対する耳介治療の適応を広げることにつながったと推測できる．この章には，父であるPaul Nogierとその息子Raphael Nogierが中心となって整理してきた各種疾患に対する耳介治療法が解説されている．

第Ⅱ章 耳介治療の実際　33

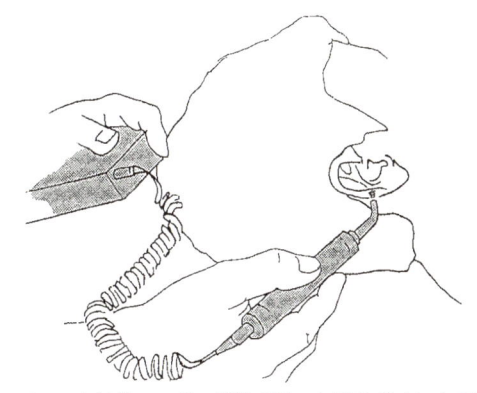

a　パルス赤外線レーザー機器を用いた耳のポイントの治療

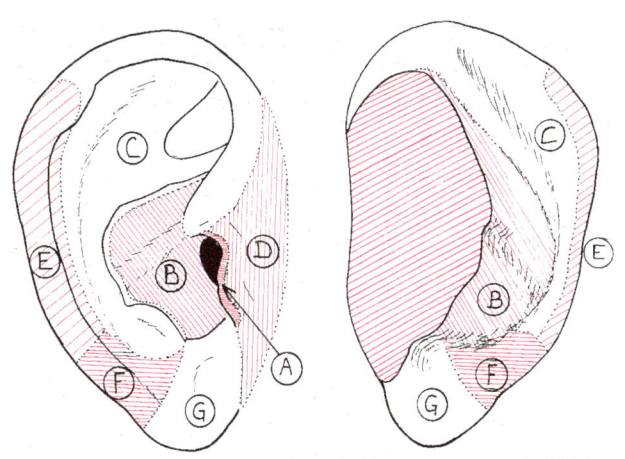

b　耳介レーザー治療のための種々の領域．ポイントは，部位特有の周波数で治療する[4]

図17　耳介治療の適応

B．各種疾患の治療プロトコール

1．煙草依存症（図18参照）

　私の個人的な意見では，すべての喫煙者はうつ病に気づいていない抑うつ者である．ニコチンは抗うつ剤である．

治療

- 煙草に対する依存レベルを評価する．
- 動機づけがなされており，情緒が安定している喫煙者のみを治療する．明らかに情緒不安定な患者や，精神病者は個人でも治療は断る．
- 患者がその日の最初の煙草を吸う前の朝に患者を診る．
- 右利きには右の耳を，左利きには左の耳を治療する．
- 電気探索器でポイントを見つける．
- 患者に，鍼で刺激することと健康的な食事を摂取するように指導する．
- 体重増加，再発または精神的な問題を防ぐために，定期的に患者を診る．

結果

- 喫煙をやめることは難しいことではない．本当の挑戦は再び喫煙を始めないことである．
- われわれは，以下の成功率を観察した：
  ―1か月後：85％
  ―1年後：36％
  ―2年後：15％

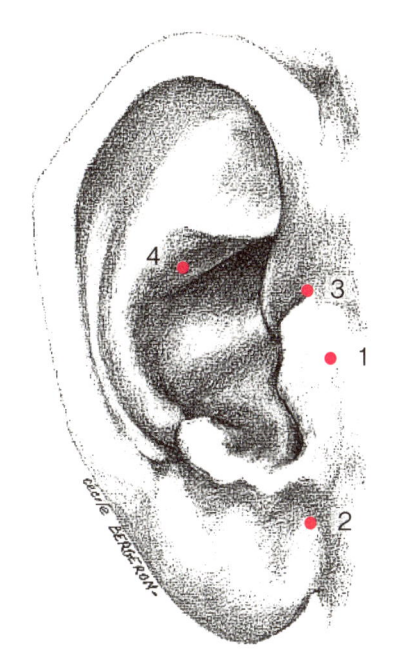

図18 煙草依存の治療プロトコール：
　　　治療ポイント
1　ポイント0'
2　積極性
3　咽頭（のど）
4　交感神経系刺激点：対耳輪壁

２．有害な瘢痕（手術痕や熱傷瘢痕など）（図 19 参照）

①次のような明らかに無関係な問題が引き起こされるとき，瘢痕は有害である*
- 慢性疲労
- 湿疹
- 低血圧
- アレルギー
- 偏頭痛
- 頭痛

②有害な瘢痕はしばしば以下のようである
- 水平
- 赤色
- 知覚異常がある

治療
- 耳介治療はとても効果的である
- ポイントには，標準的な鍼（毫鍼）で治療し，20分間留置する必要がある．患者は週に1回，約6か月間は治療すべきである．

第Ⅱ章 耳介治療の実際 37

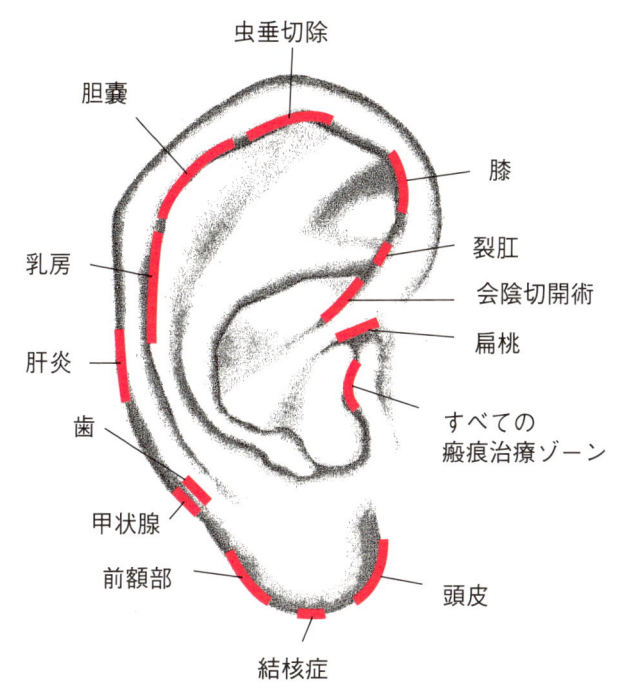

図19 有害な瘢痕の治療ポイント

[訳者注]
*1) 手術や熱傷後の瘢痕，外傷後の瘢痕などが誘因となってさまざまな症状が引き起こされており，瘢痕部位に刺激を試みると劇的な治療効果があることが報告されている*2)．このような効果を訳者も多くの症例で経験してきたが，耳介の治療ポイントを用いることで患部への治療を行ったときの効果と同等の効果を期待できる．

*2) 間中喜雄：医家のための鍼術入門講座改訂第1版．医道の日本社，1977

3．肥満（図20参照）

耳介治療は，内分泌疾患の治療としては適切ではない．一方，多くの研究所や臨床研究は，耳への鍼が視床下部の核を刺激して満腹感を高めることを証明した．

耳介治療は，このように肥満との闘いに活用することができる．

治療
【鍼をするポイント】

▶前面と後面の胃ポイント

▶視床下部ポイント

▶飢餓ポイント

耳介治療は，簡単な食事療法プランと組み合わせて提供され，患者は15日ごとに診る必要がある．

①セミフリー（半自由）選択食
【朝食】

- 少量の"ハーフ＆ハーフ"クリームをいれた紅茶かコーヒー，無糖．
- 少量のバターを塗った六穀パン2〜3枚

10—10：30 am

- 1〜2個のリンゴ，または

[訳者注]
　耳介刺激が太りすぎに効果があることは1970年代から報告されてきた．これまでの多くの臨床研究によれば耳介刺激は満腹感を亢進し，食事摂取量を減少させることで，減量を達成させるとされている．満腹中枢であるVMH（視床下部副内側核）を破壊した肥満ラットや食事性肥満ラットを用いた基礎研究などで，耳介刺激が視床下部の神経核を刺激して満腹感を亢進させ，食欲を減少させるメカニズムを作動させることが明らかになった．しかし，これまでの臨床報告では著明な減量を達成するほどの食欲抑制効果は望めないと考えられ，食事療法をする際に「よけいな食欲」を我慢する苦しさを軽減する補助療法と位置づけるべきであろう．

- イチゴまたはラズベリーの入った小カップ1杯

【昼食】
- サラダ（以下から選択）：
  ―ラディッシュ
  ―レタス
  ―トマト
  ―キューリ
  ―アンディーブ
  ―豆類
- ドレッシング：
  ―クリーム状にされたノンファットヨーグルト
  ―マスタード
  ―レモン
  ―ニンニク
  ―キッチンハーブ
  ―ティースプーン1杯のオリーブまたはサンフラワーオイル
- 蒸すまたは茹でられた一切れの魚
- バター無しで蒸された1種類の野菜，例えば以下：
  ―アーチチョーク
  ―豆類
  ―イタリアンカボチャ
  ―ほうれん草
  ―ラタトゥイユ（タマネギ，卵，なすび，ズッキーニ，トマト，こしょうからなる伝統的なフランスの野菜シチュー,）
  ―アスパラガス
- **豆類やニンジンは摂取しない**
- **パンやデンプン質の食べ物，フルーツやワインは摂取しない**

4—4:30pm
- 1個のリンゴまたは西洋梨

【夕食】
- 脂肪を取り除いた1〜2枚のスライスハム
  または,
- バターを使用せず調理された1個の卵
- ヨーグルトドレッシングサラダ
- 温野菜
- ガーデンピース（豆類）またはニンジンは摂取しない
- パンやデンプン質の食べ物，フルーツやワインは摂取しない．

② 1日1500 kcalの食事
【朝食】
- 紅茶かコーヒーの入った全乳（250 ml）
- バター（5 g）
- パン（40 g）

【昼食】
- 野菜のブイヨン
- グリルドステーキ（150 g）
- 青豆（200 g）
- ポテト（100 g）
- バターまたはオイル
- リンゴ（200 g）

【夕食】
- 調理されたアンディーブ（200 g）
- 卵（1）
- グリュイエールチーズ（50 g）
- 西洋梨（1）

第Ⅱ章　耳介治療の実際　41

胃
膵臓（左耳）
視床下部
飢餓ポイント
前頭葉皮質

a　耳介前面の治療ポイント

後面
胃ポイント

b　耳介後面の治療ポイント

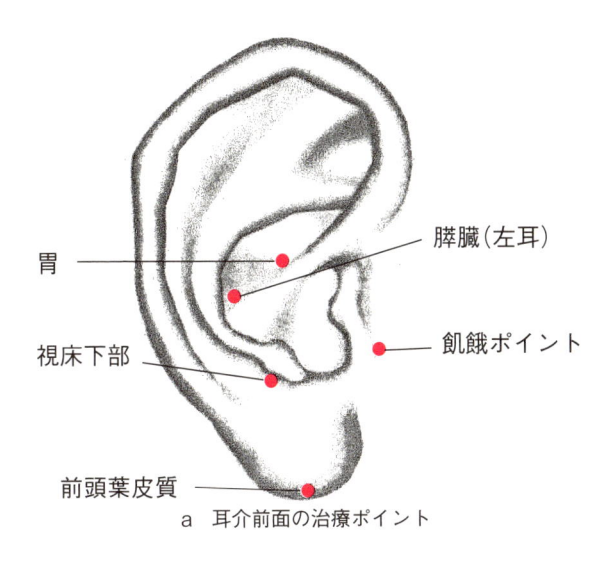

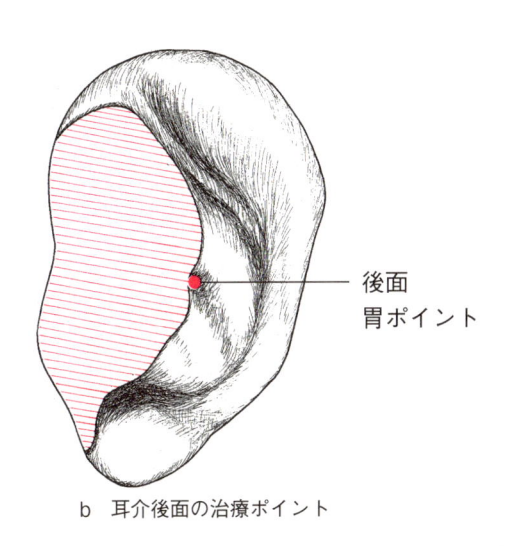

図20　肥満の治療ポイント

4．便秘

1週間に2回未満の排便を便秘と定義する．

治療（図21参照）
- 患者は15日毎に耳介治療に通わなければならない．ポイントには，半永久鍼を用いて治療する．
- 鍼をするポイント：
  —右と左の大腸ポイント
  —右耳の前面，後面の胆嚢ポイント
  —視床下部ポイント
- 食物繊維の多い食事とマグネシウムを多く含む治療飲料を摂取すること，ウォーキングのような運動を毎日始めることが不可欠である．
- 患者は毎日同じ時間にトイレに行く必要がある．下剤の服用は単純に便秘傾向を維持するだけであるので，避けるべきである．

第Ⅱ章 耳介治療の実際 43

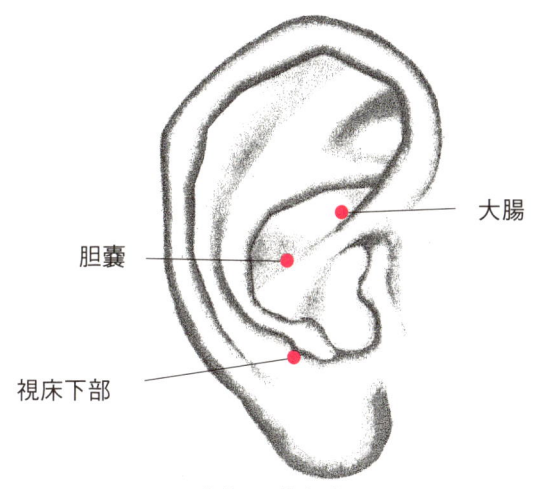

a 耳介前面の治療ポイント

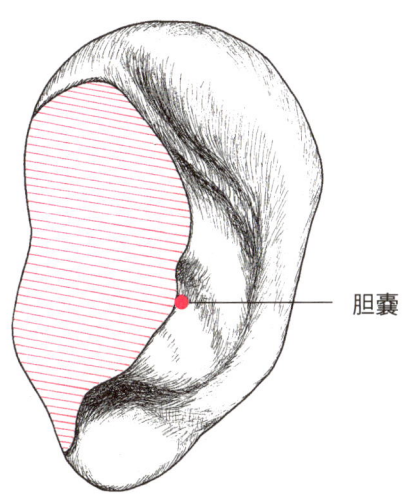

（大腸、胆嚢、視床下部）

b 耳介後面の治療ポイント

（胆嚢）

図21 便秘の治療ポイント

5. 坐骨神経痛

"坐骨神経痛は回避することができる"[8] 原因は姿勢の問題により起こった脊椎間の関節狭窄の結果とされる．しかし，人間の姿勢は脊椎の筋肉の緊張に関係があり，それ自身は様々なレセプター（主に以下）から受ける情報に依存している．

- 眼
- 顎
- 足
- 皮膚

これらのレセプター（眼球運動障害，不正咬合，扁平足，傷痕など）いずれに関する問題でも，傍脊柱筋のスパズムが起こる可能性がある．

治療（図22参照）

坐骨神経痛の場合：
- 痛みの治療には：
  - ―ポイント L5-S1
  - ―ポイントゼロ*
  - ―ポイント O'
- 原因に対する治療：
  - ―眼ポイント
  - ―顎ポイント
  - ―瘢痕ポイント
- 結果に対する治療
  - ―特に頸部ポイント（第1頸椎がしばしば影響される）

[訳者注]
*ポイントゼロ（Point zero）
耳のマスターポイントの1つである．ポイントゼロは，ホメオスタシスを保つのに役立つ．

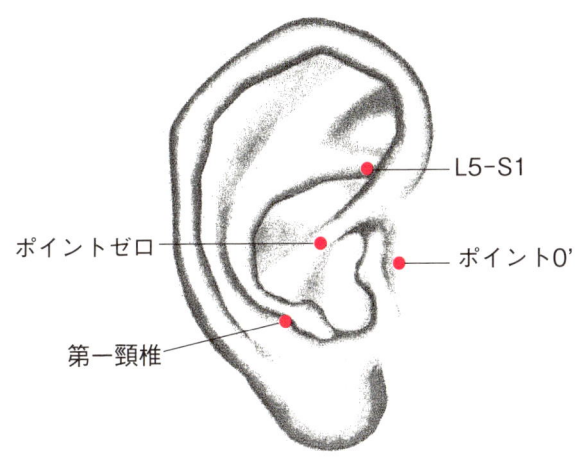

第Ⅱ章 耳介治療の実際 45

a 耳介前面の治療ポイント

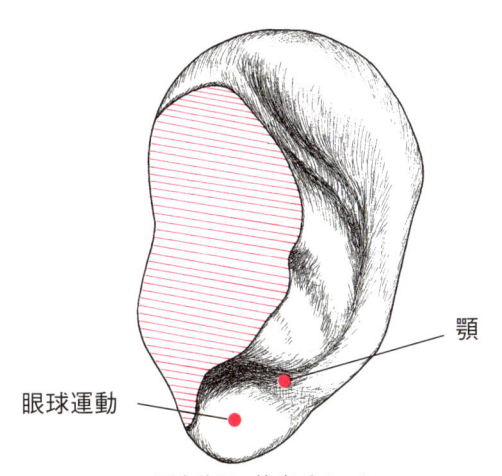

ポイントゼロ
L5-S1
ポイント0'
第一頸椎

b 耳介後面の治療ポイント

眼球運動
顎

図22 坐骨神経痛の治療ポイント

6．女性の不妊症

不妊については耳鍼治療者はよく相談を受ける．留意すべきは，生物学的にまた X 線検査では正常な女性の中にも妊娠ができない人がいることである．

治療（図23参照）

このケースの治療には，いくつかの段階を経て進める必要がある．

1．いかなる栄養学的なアレルギーも排除（回避）しなくてはならない．隠れたアレルギーは，間接的に小腸の空腸で障害を引き起こすことがあり，それによってミクロおよび微量元素不足を起こす．それは神経系にとって有害である．

2．明らかに有害な瘢痕を治療する

- 次回の月経の15日間前に耳介治療を開始する．治療には次の治療ポイントがよく用いられる．
  - ―前頭前野
  - ―視床下部
  - ―下垂体
  - ―ポイント O'
  - ―卵巣
  - ―肝臓（20，61ページ参照）
- 毎月治療を行うべきである．

第Ⅱ章 耳介治療の実際 47

卵巣

ポイント0'

視床下部

前頭前野

a 耳介前面の治療ポイント

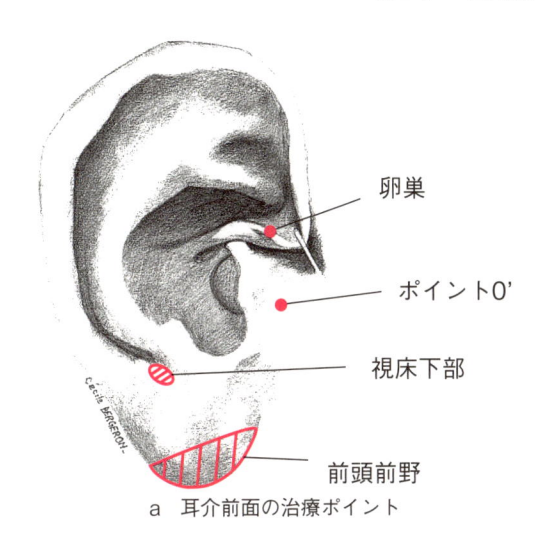

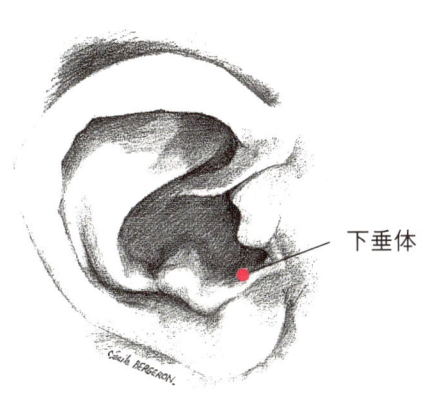

下垂体

b 別の角度から見た治療ポイント

図23 女性不妊の治療ポイント

7．痙攣素因性体質（潜伏テタニー）

痙攣素因性体質（潜伏テタニー）は，主に女性に発症する病気である．頻繁な治療が，長期に渡って必要である．

治療（図24参照）

- 生体のイオンバランスを，平衡状態に復元する必要がある．腸の障壁レベルで行われるこの交換を促進する必要がある．したがって，われわれは栄養学的アレルギーを探さなければならない．最も多く見つかるものは，乳製品に対するアレルギーである．ほとんどの場合，患者には数か月間どんな乳製品（牛乳，チーズ，ヨーグルト，その他のミルクを用いた食品）の摂取も避けるように勧める．
- 低用量のマグネシウム，マンガン，銅，リチウムを，微量元素（少数元素）として摂取すべきである．
- 治療は，以下の2本柱である：
  —ポイントO'，左右
  —副腎ポイント，左右，半永久鍼を使用

注意：不安神経症と痙攣素因体質による食品アレルギーが原因の吸収不良症候群と混同しないこと．

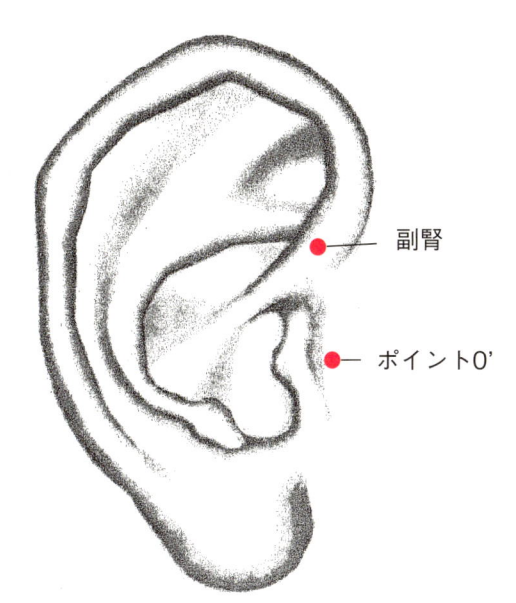

図 24　痙攣素因性体質（潜伏テタニー）の治療ポイント

8. 帯状疱疹

帯状疱疹の痛みは，耳介治療によって非常に速く軽減させることができる．そのポイントは，圧索棒で場所を決めることである．

治療（図25参照）

- 最も効果的なのは，症状が発症して最初の数時間以内に治療することである．
  - 影響を受けた皮膚分節は識別されている．（すなわち　D6）
  - ポイントゼロに刺鍼し，さらにD6の動径ベクトルも治療する．ポイントゼロを起点とした，対耳輪のD6ポイントを通り抜ける仮定のラインである．
  - そのラインに沿った痛みのポイントは，圧索棒や標準的な鍼（毫鍼）をそこに刺すことで確認できる．対耳輪壁と耳輪縁を探索することを忘れないように．
- ひとたび峠を越したら，患者がなぜその病気に罹ったかを究明しよう．

第Ⅱ章　耳介治療の実際　51

D6　動径ベクトル

ポイントゼロ

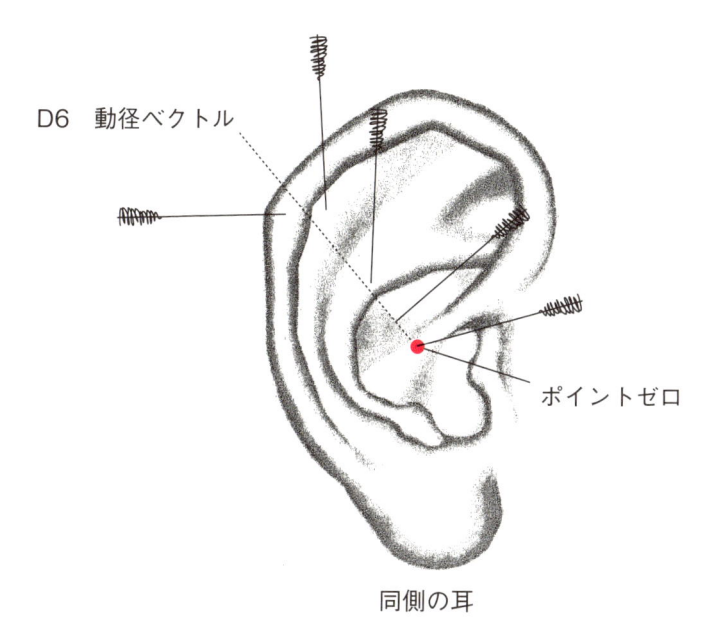

同側の耳

（来院日, 3日後, 5日後, 7日後, 15日後, 30日後）
図25　帯状疱疹の治療ポイント

9. 肩手症候群（RSD）：反射性交感神経性ジストロフィー

反射性有痛性ジストロフィーは，外傷後の反射性血管収縮に起因する疼痛と循環障害を特徴とする．

治療（図26参照）

有痛性の慢性疾患は，耳のいくつかのポイントに刺鍼することによって，軽減できる．

- 上肢の有痛性ジストロフィーの場合：
  - 電気的探索器を使って，前面の対耳輪壁上でC7動径ベクトル上の星状神経節ポイントを特定する．
  - 圧索棒によって肩と手のポイントを特定する
- 下肢の有痛性ジストロフィーの場合：
  - 電気的探索によって，前面の対耳輪壁上でL1-L2動径ベクトル上の腰部交感神経節を特定する．
  - 股関節ポイントおよび足ポイントを特定する
- 治療は15日間ごとに行うべきである．
- 患部に赤外線レーザーを周波数A，B，E，Gで照射する*ことは，相補的な治療法として有益である．

[訳者注]
　Ⅲ．耳介治療の科学的基礎　4．ノジェ周波数（136～151ページ）を参照．

第Ⅱ章 耳介治療の実際 53

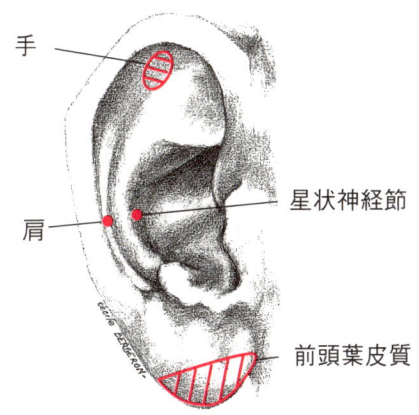

a 上肢の有痛性ジストロフィー

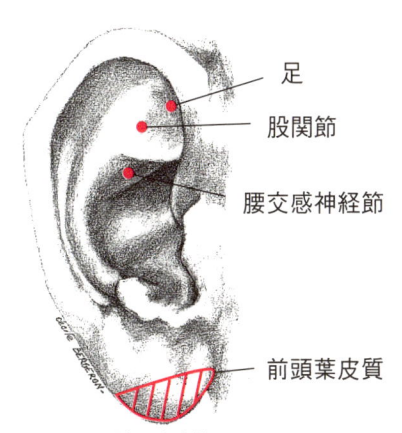

b 下肢の有痛性ジストロフィー

図26 反射性交感性ジストロフィー（肩手症候群）の治療ポイント

10. 肩痛

肩の障害はよくみられ，耳介治療によく反応する．

治療（図27参照）

- どのような歯の病巣も治療すること．以下をチェックする：
  - 歯根肉芽腫
  - 嚢胞
  - 口内の2種類の異種金属間の直流電流
  - 埋伏智歯（骨に埋まった状態の親知らず）
- 同側の耳の以下の場所をよく検査する．
  - 上顎ポイント
  - 肩ポイント
  - 眼ポイント
  - 三叉神経ポイント
  - ポイントO'
  - ポイントゼロ
  - 星状神経節ポイント

赤外線レーザーが使用できるなら，肩の疼痛エリアには周波数AとEで照射できる．（138，146，175ページ参照）

第Ⅱ章 耳介治療の実際 55

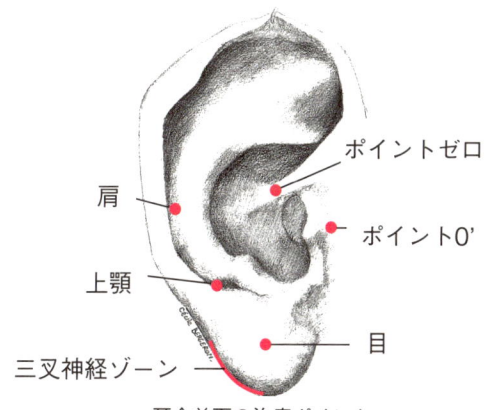

a 耳介前面の治療ポイント

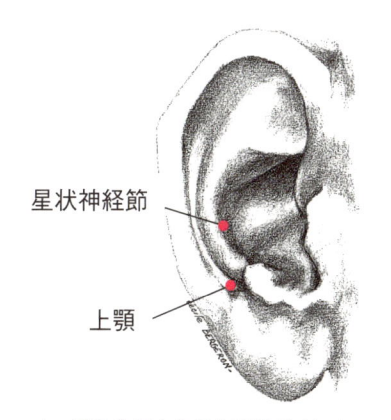

（ラベル：ポイントゼロ、ポイント0'、肩、上顎、目、三叉神経ゾーン）

b 別の角度から見た治療ポイント

（ラベル：星状神経節、上顎）

図27 肩痛の治療ポイント

11. 老人性の変形性脊椎症

耳介治療は，老人の変形性関節症に優れた治療法である．単独使用で，消炎鎮痛剤の使用を避けることができる．

治療

治療は定期的に，一般的には月に1回，ケースによっては2週間ごとに行う必要がある．

- ポイント O'：左および右，これら2つのポイントはアジスコップ（Agiscop）で決定される．
- 対珠と対耳輪のポイントは，圧索棒で両側の耳を調べることができる．標準的な鍼（毫鍼）を使用して約20分間置鍼する．

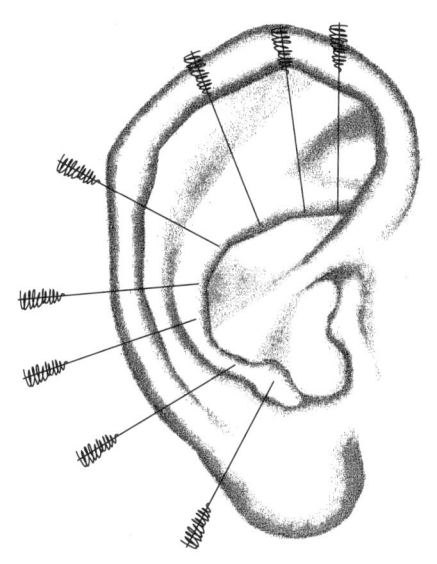

図28 老人性の脊椎疾患の治療ポイント

12. 乳腺症と乳房痛

乳腺症は欧米においてはとても一般的である．フランスでは，女性の10人に1人が乳癌を発症するのに対し，中国では80人に1人である．多くの女性が乳腺症と乳房痛に苦しんでいる．

治療（図29参照）

治療ポイントは以下：
- 肝臓：右耳，電気的探索で決定する
- 視床下部：右耳または左耳，電気的探索で決定する
- 下垂体：甲介の根部，右耳または左耳，電気的探索で決定する
- 乳房：耳垂，圧索棒で決定する．
- 卵巣：電気的探索で決定する．

治療は毎月行う必要がある．

食事療法を処方するのを忘れずに：

避けるべき食品：牛乳，チーズ，ヨーグルト，その他の乳製品；牛肉と子牛の肉；コーヒーと紅茶．

（電気的探索，圧索棒による探索でのポイントの決定法は24，26ページ参照）

第Ⅱ章　耳介治療の実際　59

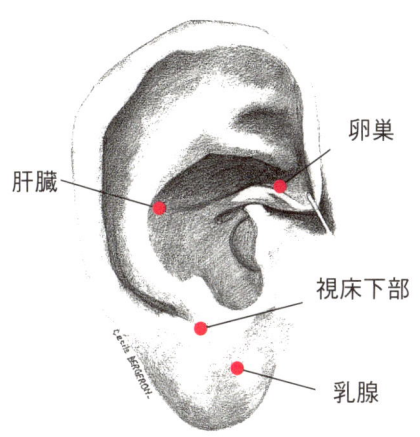

a　耳介前面の治療ポイント

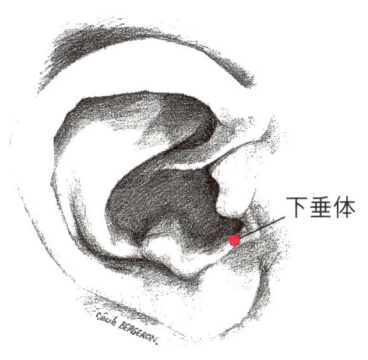

（卵巣、肝臓、視床下部、乳腺）

b　別の角度から見た治療ポイント

（下垂体）

図29　乳腺症と乳房痛の治療ポイント

13. 片頭痛

西洋医学の治療法でうまく治療することは難しいが，片頭痛はしばしば耳介治療で軽減できたり治癒できる．

治療法（図30参照）
- いかなる眼球運動障害も確認し，耳介治療かそれとも眼球運動の再教育のどちらかで治療する．
- 必要に応じて有害瘢痕を治療する（36ページ参照）．
- いかなる歯の病巣も治療する：一見無関係に見えても，歯科病巣（有痛でも無痛でも）が症状を引き起こしている．
- 必要ならば，胸郭出口症候群の治療をする．
- 栄養的なアレルギーまたは仮性アレルギーを除外する．
- 以下の点をチェックする：
  —耳介後面上の
    眼ポイント
    顎ポイント
    第一頸椎
    第一肋骨ポイント
    骨盤ポイント
  —耳介の前面上の
    ポイントO'
    眼ポイント
    上顎ポイント
    視床ポイント
    視床下部ポイント
    肝臓ポイント（右耳）
    膵臓ポイント（左耳）

第Ⅱ章　耳介治療の実際　61

図中ラベル（a 耳介前面の治療ポイント）：
- 膵臓（左耳）
- 肝臓（右耳）
- 視床
- 上顎
- 視床下部
- ポイント0'
- 眼

a　耳介前面の治療ポイント

図中ラベル（b 耳介後面の治療ポイント）：
- 腰椎
- 第一肋骨
- 顎
- 眼

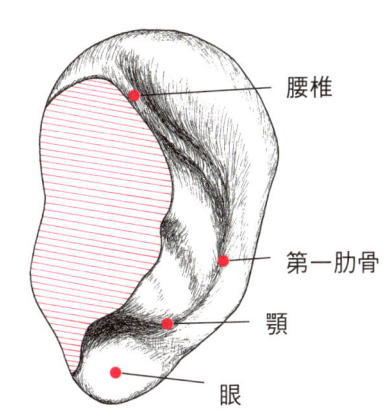

b　耳介後面の治療ポイント

図30　片頭痛の治療ポイント

[訳者注]

　Raphael Nogier の経験によれば，片頭痛の発作誘因の一つに眼球の輻輳障害がある．この場合，片頭痛発作が読書，車の運転やパソコンなどでの作業後に起こっている特徴があり，耳介のポイントへの治療あるいは眼球運動のトレーニング指導を行うという．

14. うつ病性障害

3つのタイプのうつは，耳介反射治療で治療可能である．

①反応性うつ病

反応性うつ病は，早期の治療が必要である．刺鍼点は以下：

- Eポイント：それらは，立て続けに刺鍼し，その鍼は1秒間置鍼する．
- ポイントO'：左右の耳に半永久鍼を行う
- 前頭前野皮質ポイント：半永久鍼（図31b参照）．

②季節性感情障害（SAD）

季節性感情障害は，主に冬の間に起こり，悲しみや体重増加として現れる．

右耳または左耳の下垂体ポイントには，半永久鍼を用いる．

患者には，決められた時間に毎日強くて明るい光の照射を処方する（図31c参照）．

③産後うつ病

一般的にはベイビーブルーとして知られている産後うつ病は，会陰の有害瘢痕の結果としてしばしば現れる．治療は，耳輪の上行枝の接線上に2本の鍼で行う（図31c参照）．

第Ⅱ章　耳介治療の実際　63

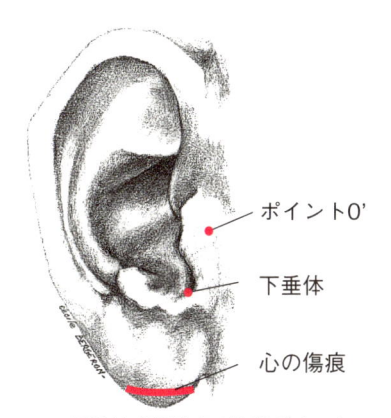

a　季節性感情障害の治療ポイント

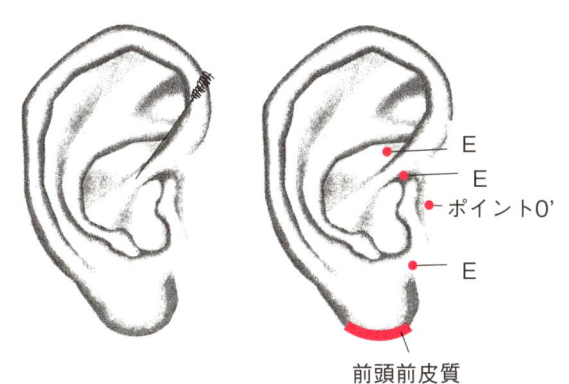

（ポイント0'、下垂体、心の傷痕）

b, c　反応性うつ病の治療ポイント

（E、E、ポイント0'、E、前頭前皮質）

図31　うつ病性障害の治療ポイント

15. うつ病性障害の治療（図32参照）

うつ病性障害は，ますます一般化してきている．診断は2週間にわたって行われ，以下の兆候の少なくとも5つ以上の項目に当てはまることが基準となる．

- 悲しみ
- 通常は楽しいはずの出来事に対して無関心もしくは喜びを喪失
- 不眠または過眠
- 顕著な体重増加または減少
- 無気力または興奮
- 倦怠感
- 罪の意識または価値がないと感じる
- 集中することや意志決定が困難
- 死の念慮や自殺企図

耳介療法は，発症してまもない，もしくは過敏な状態の臨床的なうつ病に対して非常に効果的な治療である．

治療

- チェックする**必須ポイント**
- ポイントO゛：左右
- 耳垂の前方のポイント（前頭葉の皮質に相当する）
- 左右の視床下部ポイント
- 左右の下垂体ポイント
- 左右の耳甲介の上部と下部

これらのポイントは，通常は鍼で治療できる．また赤外線（基本周波数）でも治療できる．

第Ⅱ章　耳介治療の実際　65

　a　耳介前面の治療ポイント

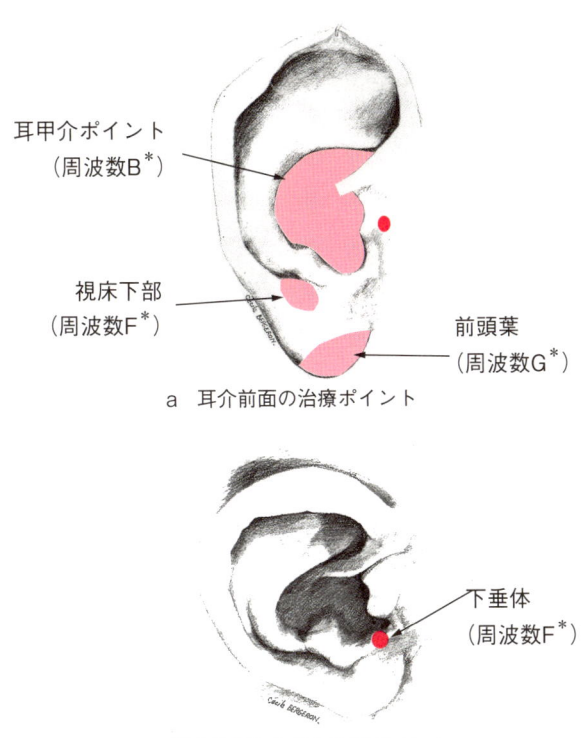

- 耳甲介ポイント（周波数B*）
- 視床下部（周波数F*）
- 前頭葉（周波数G*）

　b　別の角度から見た治療ポイント

- 下垂体（周波数F*）

図32　臨床的なうつ病性障害の治療

［訳者注］
　周波数については，Ⅲ．耳介治療の科学的基礎　4．ノジェ周波数（138〜148ページ）を参照．

16. 胸郭出口症候群

留意点

厳密には，この症候群は耳介治療の適応ではないが実際には，耳介治療の対象とみなされている．外傷あるいは身体の緊張の後に起こる第一肋骨頭の偏位が，星状神経節を物理的に刺激し，以下のような広範囲にわたる病変を引き起こす：

- 切迫下痢（腸管運動の亢進による）
- 頭痛
- 視覚の障害
- 血圧の問題
- 胸部圧迫感
- 三叉神経痛
- 上肢の反射性交感神経性ジストロフィー（RSD）

診断

胸郭出口症候群の診断は，以下3つの基準に基づく：

- 頸部外傷の存在の可能性
- 第一肋骨触診による圧痛
- 撓骨動脈拍動の左右差．これは，アドレナリン作動性インパルスに誘発された動脈の収縮によるものである．

治療（図33参照）

徒手または運動処方によって整復すべきである．

耳介治療の位置

- 耳介後面の第一肋骨ポイント
- 対耳輪壁前面，右側動径ベクトル C7—星状神経節ポイント

a　第一肋骨

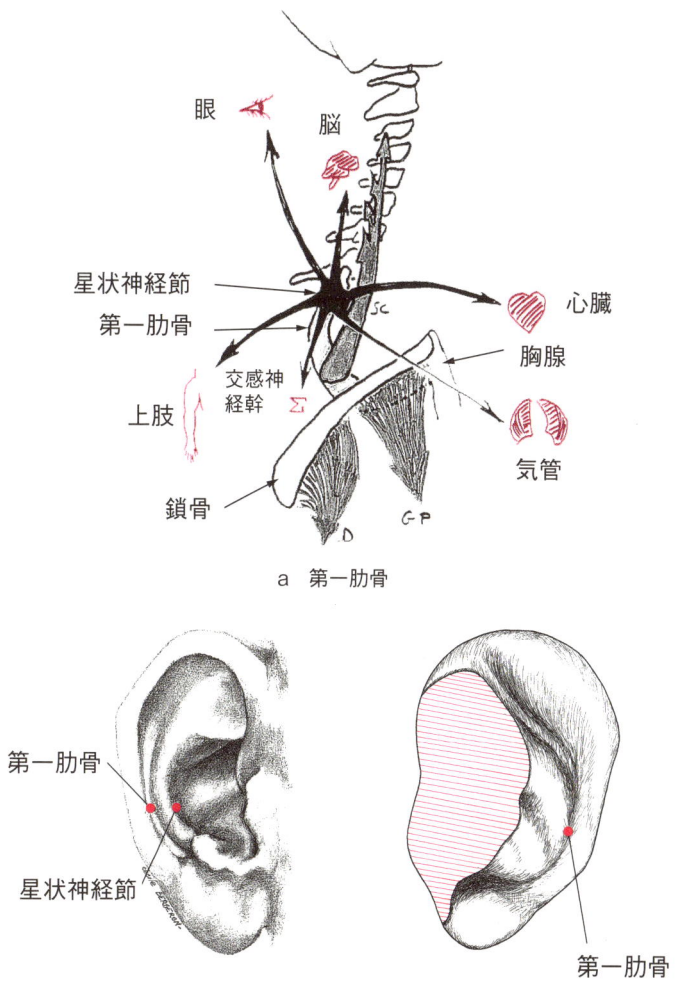

b, c　胸郭出口症候群の治療ポイント

図33　胸部出口症候群の治療ポイント

17. 低血圧症

低血圧症は，女性にしばしばみられる症候で，頭痛，便秘，倦怠感，痙攣素因性体質などの栄養に関連した病態に類似した徴候を呈する．

低血圧患者の身体所見
- 肌のキメを評価―キメ細かいか，厚いか．
- 大腿部にシミがあるかどうか．

これら2つの兆候があれば，乳タンパクに対するアレルギーを示唆する．

治療（図34参照）
明らかな有害瘢痕を治療する（36ページ参照）
- 耳介治療の位置：
  ―母指ポイント―血圧上昇作用がある
  ―対耳輪壁前面の交感神経ポイント
  ―肝臓ポイント
  ―視床下部ポイント
- 推奨される食事：
  ―定期的に甘草キャンディーを食べる
  ―食塩を加えたミネラルウォーターを飲む

第Ⅱ章　耳介治療の実際　69

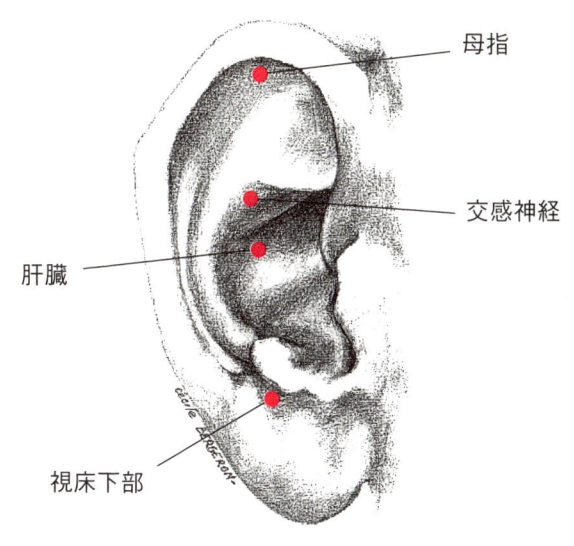

母指

交感神経

肝臓

視床下部

図 34　低血圧症の治療ポイント

18. 食物アレルギー

食物アレルギーの大部分は，ほとんど気づかないか，症状がないために隠されている．食物アレルギーに気づかない人は珍しくはない．

一般的な症状
- 倦怠感（時折，突然の眠気を伴う）
- 食欲障害

胃腸症状
- 腸管運動の減少
- 腸管の痛み
- 汚臭のある鼓腸
- 下痢または便秘
- 肛門部のかゆみ

関節症状
- 原因不明の関節痛

婦人科症状
- 乳房の痛み
- 月経前症候群
- 性欲減退

神経症状

- 片頭痛
- 一般的な頭痛
- 不安発作
- 痙攣素因性体質/テタニー
- 抑うつ

皮膚症状

- ニキビ傾向
- 脱毛—部分または全部
- アトピー性皮膚炎
- 日光蕁麻疹

心血管症状

- 頻脈
- 血圧—上昇または低下
- 下肢の浮腫
- 肺
- 喘息
- 気管支炎

診断

疑わしい食物をいったん回避して,その後再摂取させて行う.

治療(図35参照)

治療は,アレルゲンの摂取中止である.第一に疑われる物は,食品着色料,保存料,穀物,乳製品,柑橘類,トマト,お茶,コーヒーそして卵である.

耳介ポイントの治療

- 肝臓ポイント
- 膵臓ポイント
- 大腸ポイント
- ポイント O'
- 視床下部ポイント
- アレルギーポイント

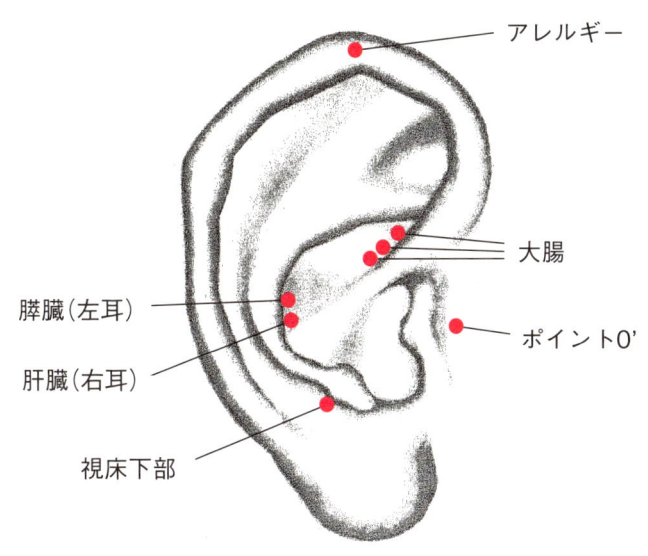

図35 食物アレルギーの治療ポイント

19. 片側性大脳半球障害

左右それぞれの耳介は，対側の大脳半球に対応している．

基本概念（図 36 参照）
- 右利きの人は，左大脳半球が論理的，抽象的，数学的思考を制御する．
- 右大脳半球は，視覚，聴覚，芸術的で経験的な思考を制御する．
- ヒトの 90％は真の右利きである．彼らの言語中枢は左半球にある．
- ヒトの 1％は真の左利きである．彼らの言語中枢は右半球にある．
- ヒトの 9％は不完全な左利きで，彼らの言語中枢は左半球にある．
- 動物は，半球状の左右の機能分化を示さない．
- 非対称性は，解剖学的概念である
- 左右差は，機能的概念である．

病態
- 右大脳半球の活動亢進：
  —心理的外傷，前頭葉の外傷，または喫煙をやめた後に，過敏症，活動亢進，不安，苦悶，落ち込みが見られる可能性がある．
- 左大脳半球の機能亢進
  —現実からかけ離れた抽象的思考，双極性障害の躁病相，精神病状態

第Ⅱ章　耳介治療の実際　75

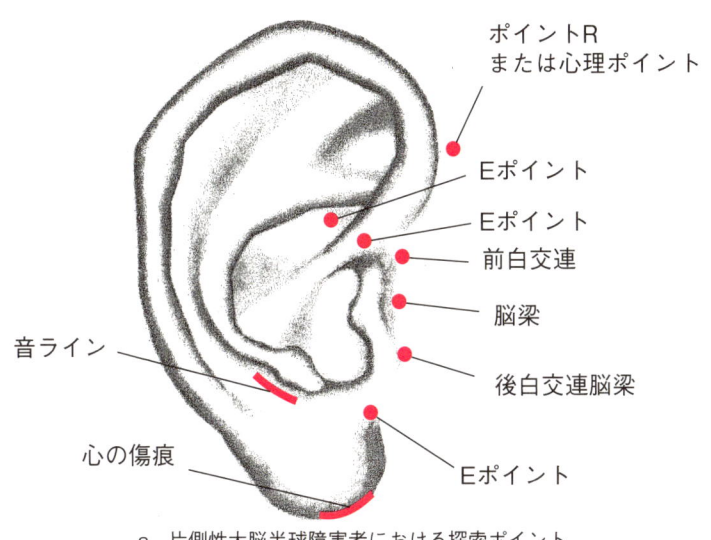

a　片側性大脳半球障害者における探索ポイント

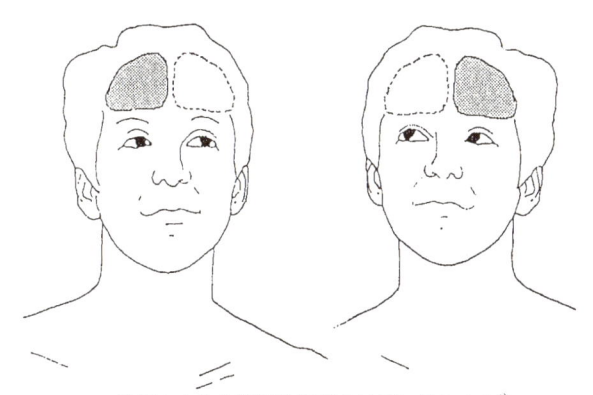

（ラベル：ポイントRまたは心理ポイント、Eポイント、Eポイント、前白交連、脳梁、後白交連脳梁、Eポイント、音ライン、心の傷痕）

b　注視の方向は機能的半球の対側に偏位する[4]

図36　片側性大脳半球障害

20. 乾癬

乾癬は，病態生理学的観点からは原因不明である．

治療

耳鍼治療は，時に驚くべき効果をもたらすことがある．患者は毎週，合計30～40回の治療を受けなければならない．改善がみられるまでには，通常少なくとも15回の治療が必要である．

検査ポイントと治療ポイント
- ポイント O'
- 肝臓ポイント
- 心の傷痕
- 耳輪縁のポイント

耳輪縁のポイントは，図37a に示すようにわずかに後面の位置に鍼をすべきである．

第Ⅱ章 耳介治療の実際　77

肝臓

ポイント0'

心の傷痕

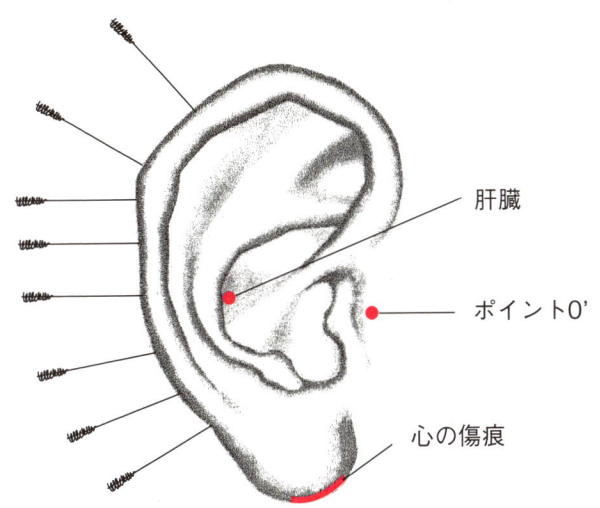

a　耳介前面の治療ポイント

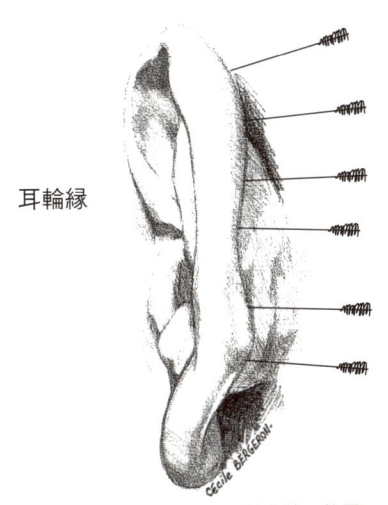

耳輪縁

b　耳輪縁のポイントに刺す鍼の位置

図37　乾癬の治療ポイント

21. 三叉神経痛

時おり耐え難い痛みを伴う疾患で，耳介治療がしばしば効果的である．

治療（図38参照）

- 必要に応じて胸郭出口症候群の治療を行う（66ページ参照）
  ―マニピュレーション
  ―耳介治療ポイント
    第一肋骨ポイント
    星状神経節ポイント
- 歯科疾患の治療：
  ―歯科治療
  ―鍼治療
    耳上の歯ポイント
- 痛みとは対側の耳垂辺縁を接線方向に鍼をする．
- 同側の視床ポイント
- 可能なら，痛みのある三叉神経支配領域にA，B，C周波数で赤外線レーザーを用いて治療する．

同側上顎骨ゾーン

肝臓

対側三叉神経ゾーン

a 耳介前面の治療ポイント

第一肋骨

同側耳

b 耳介後面の治療ポイント

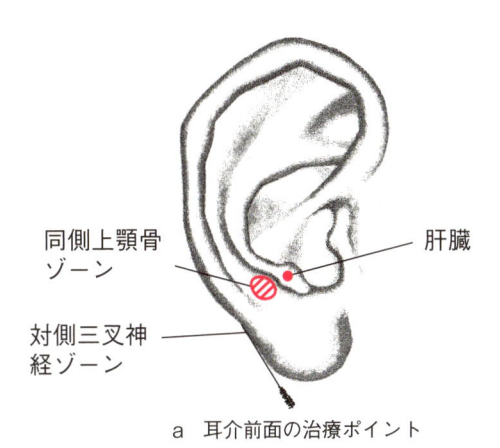

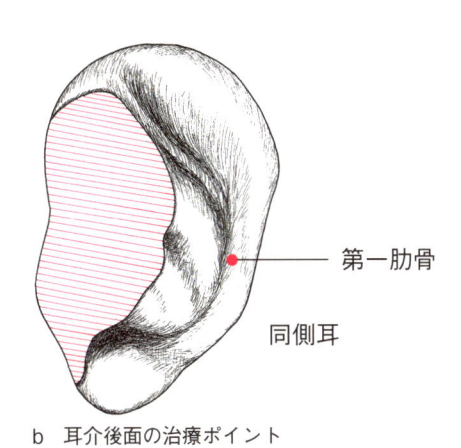

図38 三叉神経痛の治療ポイント

22. 急性痔核

耳介治療は，急性痔核に対してしばしば著効を示し，痛みと出血が急速に減少する．

治療（図 39 参照）

遵守すべき食事および衛生的な習慣を以下に挙げる．

- 熱い風呂やシャワーを避ける
- 定期的な散歩をする
- 排便後は毎回冷たい水で洗浄する
- 避けるもの：
  - —豚肉
  - —コーヒー
  - —お茶
  - —胡椒やスパイス
  - —アルコール

耳介治療ポイント

- 耳甲介間にある痔核ポイント
- 仙骨交感神経ポイント
- 視床下部ポイント

第Ⅱ章　耳介治療の実際　81

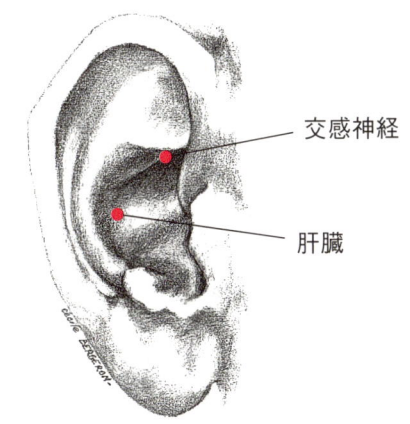

a　耳介前面の治療ポイント

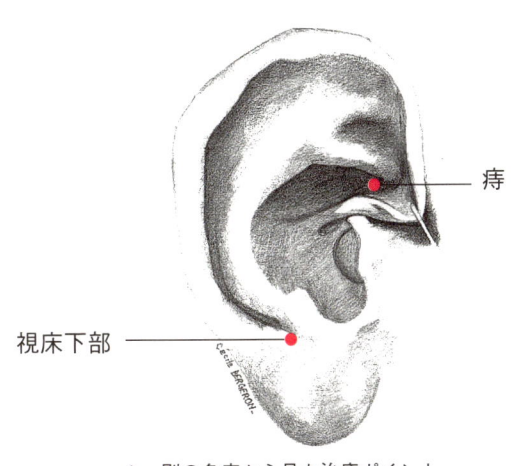

交感神経
肝臓

b　別の角度から見た治療ポイント

痔
視床下部

図 39　急性痔核の治療ポイント

23. 苦悶と不安

不安とは対象のない恐れ，苦悶とは不安が身体化することである．

留意すべき見解
- ある種の動物は，生まれながらに心配性である．（人？）
- 苦悶は自律神経の関与が原因である．
- 不安と苦悶は必ずしも精神疾患の症状ではない．

アドバイス
- 食事療法は，不安を持った患者に適合すべきである．ある種の食物は食物アレルギーの誘因となりうる．例えば，乳製品，穀物，卵，トマト，チョコレートなど．他の食物は不安を増悪させうる活性成分を含んでいる．
  - アルコール飲料
  - 甲殻類
  - 食品保存料
  - 食品着色料
- できれば抗うつ剤の処方を避ける．単に問題解決なしに症状が隠されるため．
- 不安の身体的原因をチェックする：例えば以下
  - 胸郭出口症候群
  - 脊髄障害
  - 裂孔ヘルニア
  - 尾骨偏位

治療（図40参照）

定期的に以下のポイントに治療を行う：
- 眼ポイント

第Ⅱ章　耳介治療の実際　83

- 皮質下ポイント
- 対耳輪ポイント
- 胃ポイント
- 皮質下ポイント
- アレルギーポイント
- 皮質ポイント
- ポイント O'
- 腎臓ポイント
- 膵臓ポイント

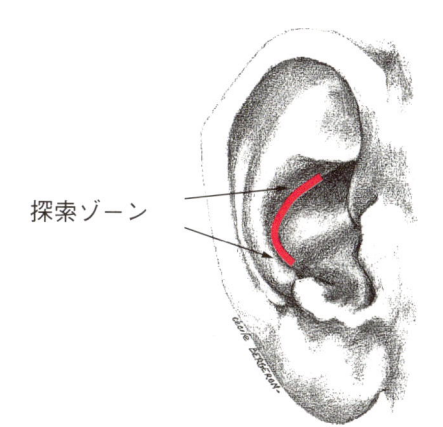

アレルギー
胸椎
胃
膵臓（左耳）
ポイント O'
視床下部
嗅覚エリア
眼

a　耳介前面の治療ポイント

探索ゾーン

b　対耳輪ポイントを探索する部位

図 40　苦悶，不安の治療ポイント

24. 小児の多動性障害

①食物由来の原因を探す．最も一般的な原因を以下に示す

- 食品着色料，保存料（79％）
- 大豆（73％）
- 牛乳（64％）
- チョコレート（59％）
- ブドウ・干しぶどう（50％）
- 小麦（49％）
- オレンジ（45％）
- 牛乳からできたチーズ（40％）
- 鶏卵（39％）
- ピーナッツ（32％）
- コーン（29％）
- 魚（23％）
- オート麦（23％）
- メロン（21％）
- トマト（20％）
- ハム（20％）

（出典：Joseph Egger.[9]）

治療（図41参照）

使用する耳介治療ポイント：

- アレルギーポイント
- 肝臓ポイント
- 膵臓ポイント
- 積極性のポイント
- ポイントO'
- ポイントR
- 前頭葉前部ポイント

第Ⅱ章　耳介治療の実際　85

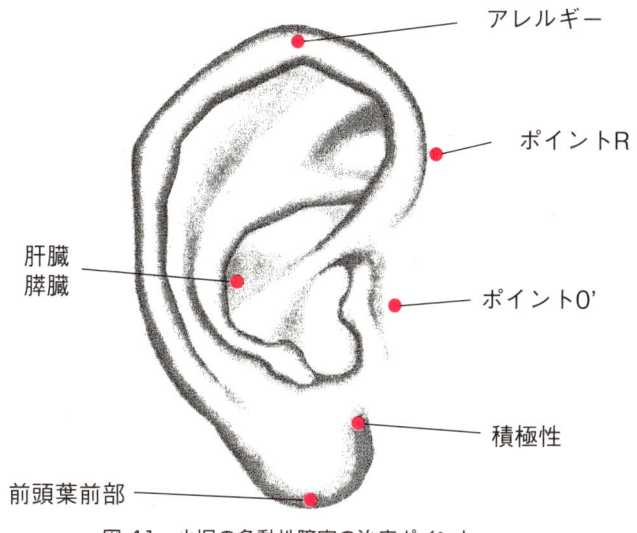

図 41　小児の多動性障害の治療ポイント

- アレルギー
- ポイントR
- ポイント0'
- 積極性
- 肝臓 膵臓
- 前頭葉前部

25. 慢性進行性多発性関節炎

治療のアプローチは 2 本柱である．

①食事

以下の食物は，多発性関節炎を悪化させる可能性が最も高い．[10]（括弧内の数字は，感受性のある患者の割合）

- コーン（56％）
- 小麦（54％）
- 豚肉（39％）
- オレンジ（39％）
- 牛乳（37％）
- オート麦（37％）
- ライ麦（34％）
- 卵（32％）
- 牛肉（32％）
- コーヒー（27％）
- 大麦（24％）
- チーズ（24％）
- グレープフルーツ（24％）
- トマト（20％）
- ハム（20％）
- ナッツ（20％）
- サトウキビ（17％）
- バター（17％）
- ラム肉（17％）

②抗炎症ポイントへの15日毎の治療

- ACTHポイント
- コルチゾルポイント
- アレルギーポイント
- 肝臓ポイント
- 膵臓ポイント

治療（図42参照）

- ACTHポイントとコルチゾルポイントへの治療は標準的な鍼（毫鍼）で1秒間だけで行う．
- 鍼による多発性関節炎に対する治療は，抗炎症剤や金製剤のオーソドックスな治療との併用を妨げない

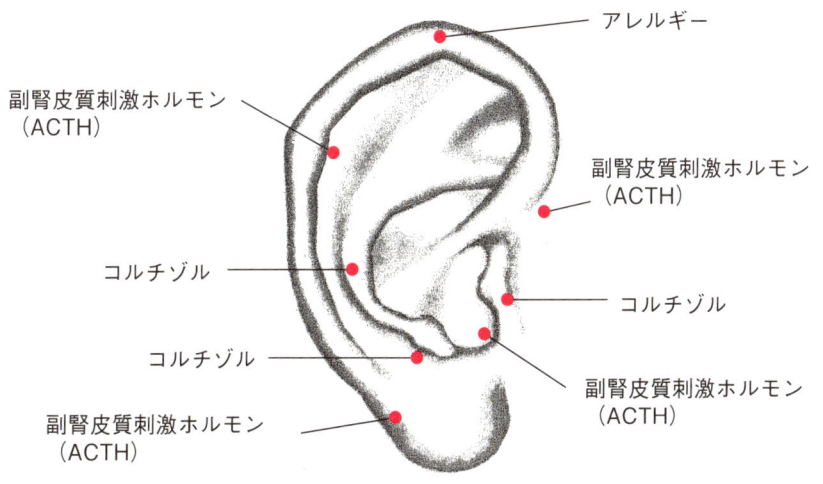

図42　慢性進行性多発性関節炎の治療ポイント

26. 気管支喘息

根本の原因が何であれ，食事の選択が喘息の治癒における決定的要因であることを留意することが重要である．

①D. G. Wraith による最も原因となることが多い食物[11]

【15歳未満】
- 牛乳（58％）
- 卵（36％）
- 食品着色料（33％）
- 小麦（6％）
- その他（35％）
  （チーズ，魚，チョコレート，柑橘類，鶏肉，トウモロコシ，オート麦，ライ麦）

【15歳以上】
- 牛乳（59％）
- 卵（20％）
- 小麦（32％）
- 食品着色料（11％）
- 食品保存料（10％）
- その他（63％）

主たる治療ポイント（図43参照）
- 肝臓ポイント
- 膵臓ポイント
- ポイント O'
- 気管支ポイント
- アレルギーポイント

第Ⅱ章　耳介治療の実際　89

アレルギー

肝臓（右耳）

膵臓（左耳）

ポイント0'

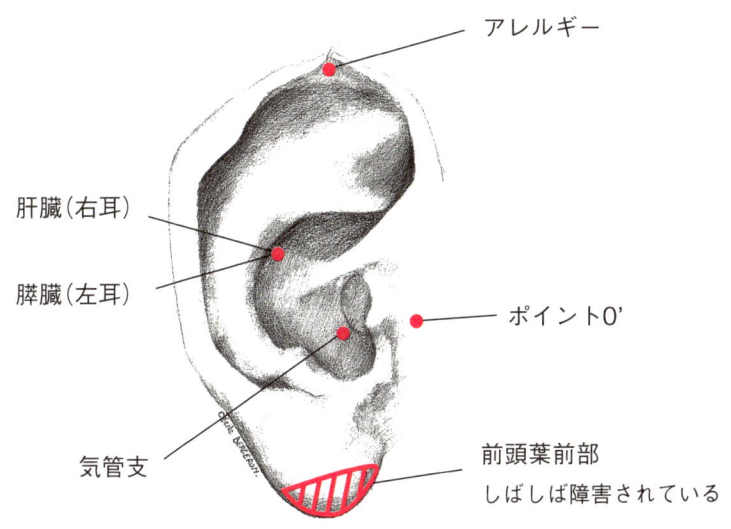

気管支

前頭葉前部
しばしば障害されている

図43　気管支喘息の治療ポイント

27. 末梢性神経障害の治療

耳介治療のテクニックを用いた神経障害（ニューロパシー）の治療には，血管自律神経信号（VAS）を判読する専門的知識を必要とする．

一般的に神経障害は，代謝性疾患（例：糖尿病）や自家中毒（例：アルコール中毒）から生じる．日常生活に支障をきたす状態となり，ときには四肢が過敏になる．従来の治療には限界があり，治療結果にはしばしば失望させられる．残念なことに神経遮断剤は全く効果もなく忍容性が低い．

神経障害の耳介治療は，一過性の周波数を用いることが基本となる．

治療（図44参照）

例えば，下肢の糖尿病性神経障害の症例では：

1. **障害部位の電磁気特性を判定する．** われわれは赤外線周波数発生器によって一過性の周波数を検出できる．
2. **同じ特徴をもつ耳のポイントを探す．** そのために周波数をおのおのの耳に照射しながら同時に患者の脈を診る．
3. **同じ特徴のポイントに鍼をする．**
4. **障害部位の周波数を調べる．** 検出されたポイントが正しいものであれば，障害のある下肢は，固有の周波数にのみ反応するはずである．この症例では周波数Cに反応した．

第Ⅱ章 耳介治療の実際 91

A, B, E, F, G

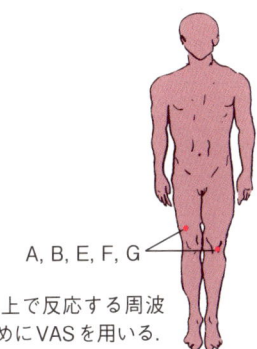

a　1. 下肢の皮膚上で反応する周波数を探すためにVASを用いる．例えばA, B, E, F, G

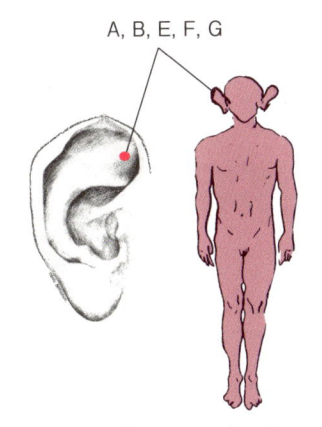

A, B, E, F, G

b　2. それらの周波数に反応する1つもしくはそれ以上のポイントを耳上で探す．例えばA, B, E, F, G
　3. これらのポイントに鍼をする．
　4. 治療は毎月繰り返されるべきである．

図44　例えば下肢の神経障害の治療をするには

28. 線維筋痛症の治療

線維筋痛症は一般的によくみられる疾患であり，凝りや倦怠感という症状を伴いやすい筋骨格の疼痛を特徴とする．主に25歳から45歳の女性が罹患する疾患である．この疾患の病因や病理は不明である．

治療（図45参照）

- 線維筋痛症の治療には，倦怠感や疼痛症状を悪化させるので**鍼を使用すべきではない**．治療には，もっぱら耳への赤外線周波数を用いる．
- 治療ポイントは，耳甲介に位置するものから選択すべきである．それらの治療ポイントは，通常は電気探索器で判別でき，周波数Bの赤外線で治療すべきである．
- 治療ポイントには，15日毎におよそ6か月間にわたって**治療すべきである**．その後の治療頻度は，個々のニーズに応じて異なる．

第Ⅱ章 耳介治療の実際 93

探索される領域

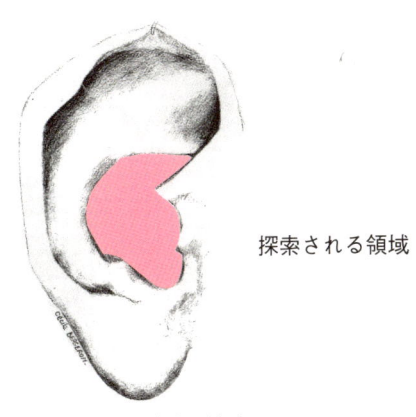

図45 線維筋痛症の治療
探索される領域:耳甲介にある病理ポイントを探す必要がある．このポイントは電気検索器で検出でき，周波数Bで治療すべきである．

第Ⅲ章

耳介治療の科学的基礎

第Ⅲ章　耳介治療の科学的基礎

A．解剖学

1．耳後面の解剖 (図46〜49参照)

耳介後面の表面は，乳様突起の表面としても知られている．それは，前面より小さなエリアだが，2つの重要な溝がある．

①頭耳介溝

この溝は，頭蓋と耳介間の境界と定義される．めがねフレームの先端（耳に接触する部分）がこの溝にあたる．重要なくぼみがこの溝の中央にある—中心後窩．(図46a参照)

②後対耳輪溝

この溝は，耳背面を垂直に走る．(図46b参照)

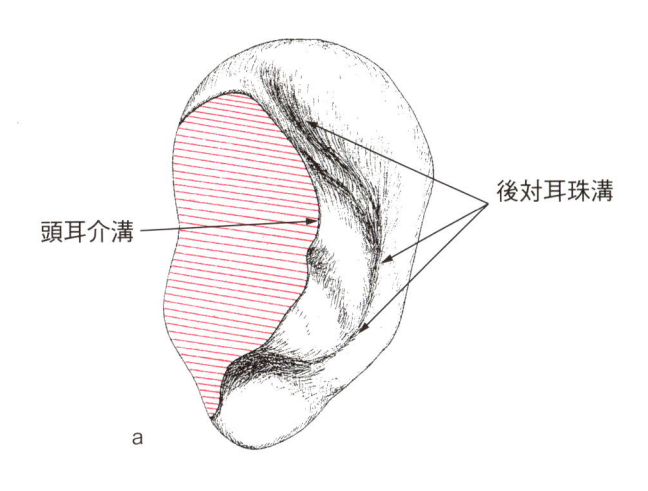

第Ⅲ章 耳介治療の科学的基礎　97

後対耳珠溝

頭耳介溝

a

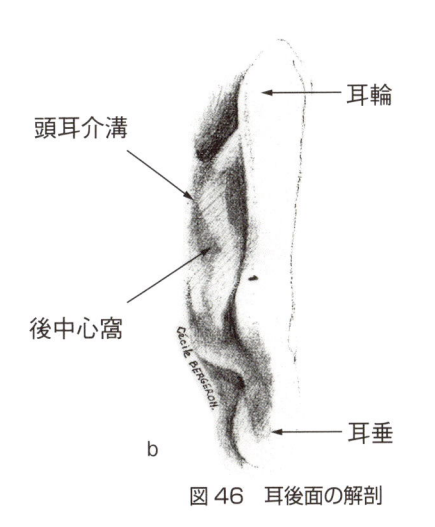

耳輪

頭耳介溝

後中心窩

耳垂

b

図46　耳後面の解剖

2. 耳後表面の中胚葉の位置

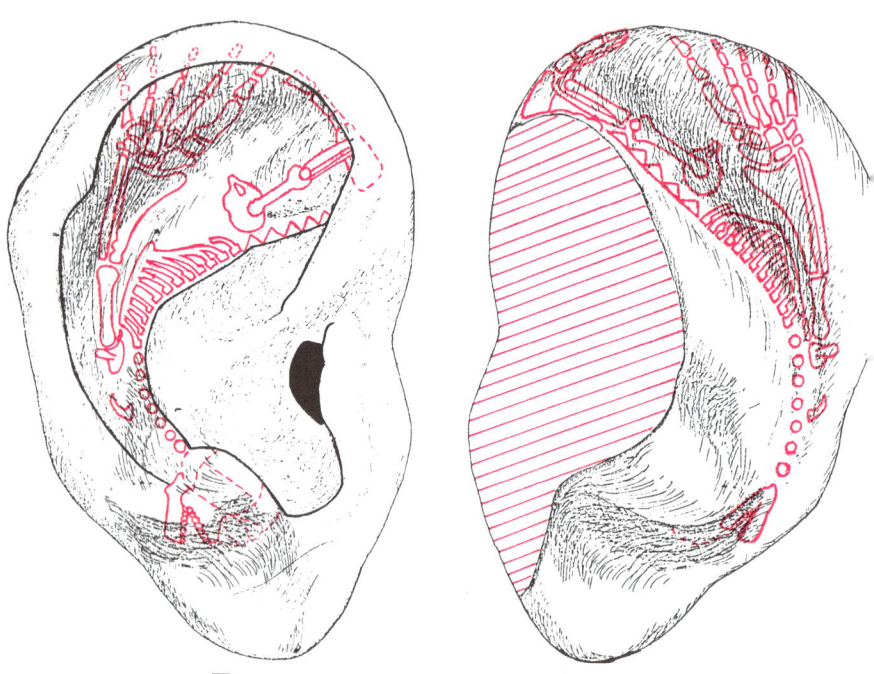

図 47-a　René Bourdiol による骨格の体性局在

第Ⅲ章　耳介治療の科学的基礎　99

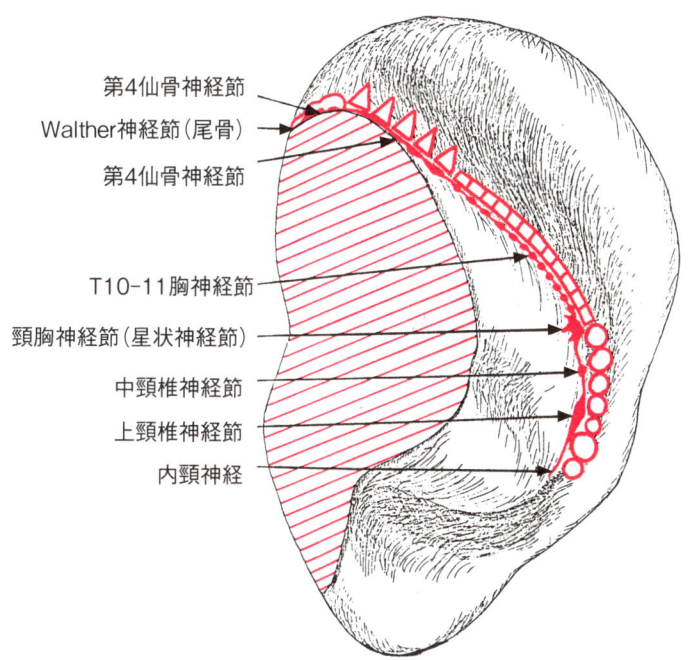

図47-b　René Bourdiol による乳様突起表面の椎体側面の神経節[7]

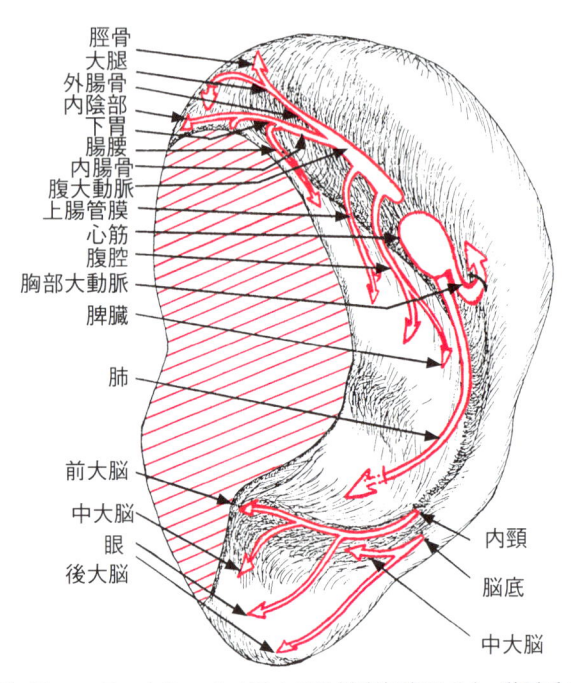

図47-c　René Bourdiolによる乳様突起表面の心-動脈系の図[7]

第Ⅲ章　耳介治療の科学的基礎　101

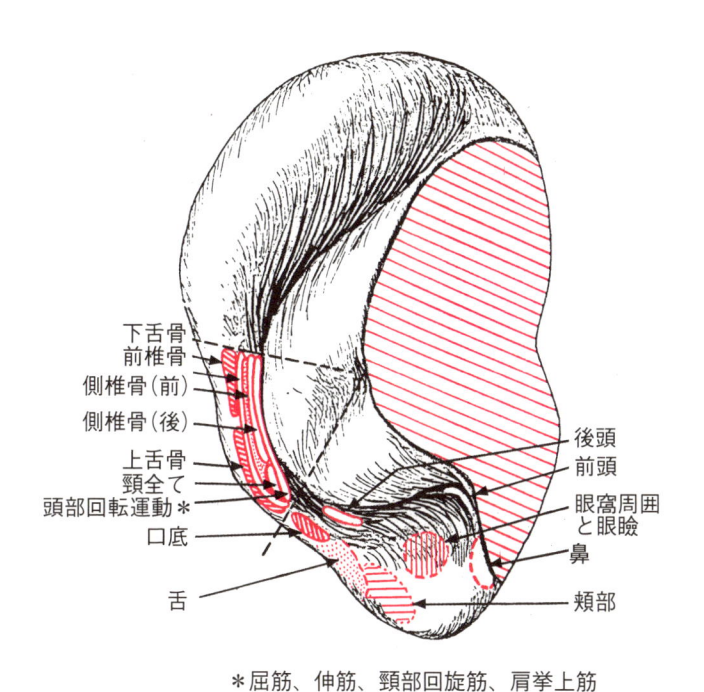

下舌骨
前椎骨
側椎骨（前）
側椎骨（後）
上舌骨
頸全て
頭部回転運動＊
口底
舌

後頭
前頭
眼窩周囲と眼瞼
鼻
頰部

＊屈筋、伸筋、頸部回旋筋、肩挙上筋

図47-d　René Bourdiolによる乳様突起表面の顔面と頸部の筋の図[7]

図47　耳後表面の中胚葉組織の位置

3．耳後表面の内胚葉の位置

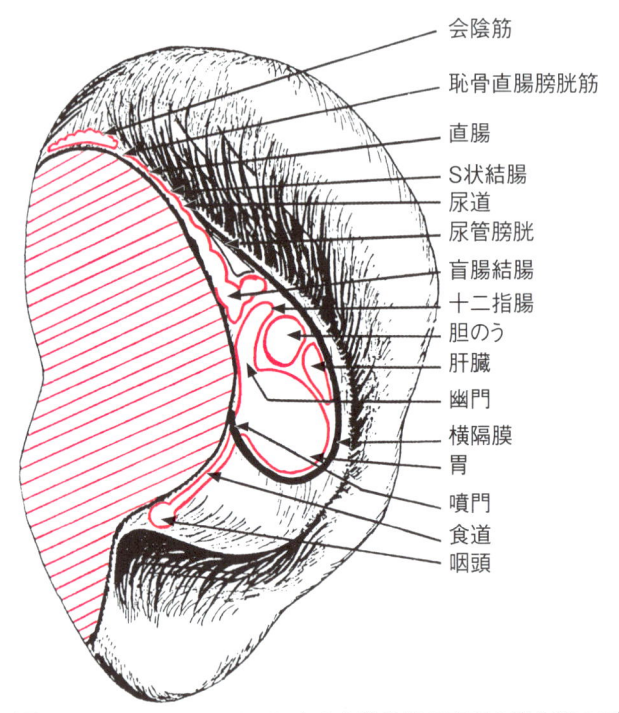

図48-a　René Bourdiol による右乳様突起表面の消化管の図[7]

(ラベル: 会陰筋、恥骨直腸膀胱筋、直腸、S状結腸、尿道、尿管膀胱、盲腸結腸、十二指腸、胆のう、肝臓、幽門、横隔膜、胃、噴門、食道、咽頭)

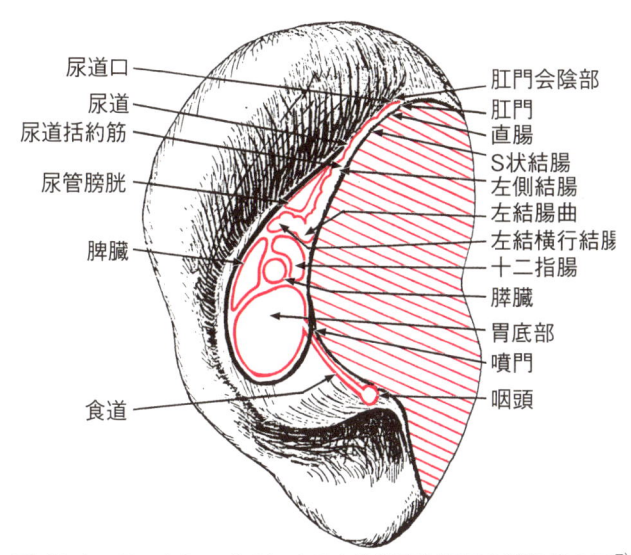

図48-b　René Bourdiolによる左乳様突起表面の消化管の図[7]

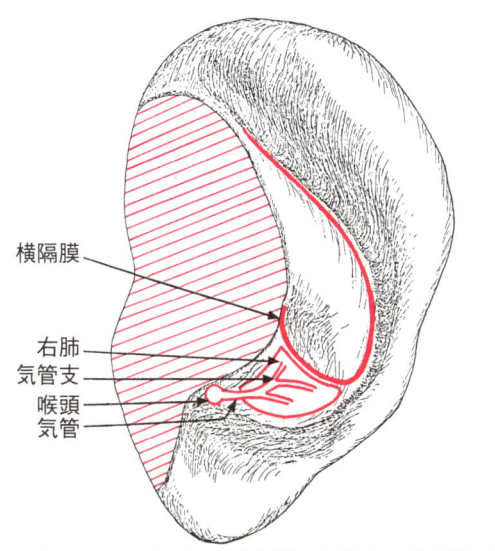

尿道口
尿道
尿道括約筋
尿管膀胱
脾臓
食道
肛門会陰部
肛門
直腸
S状結腸
左側結腸
左結腸曲
左結横行結腸
十二指腸
膵臓
胃底部
噴門
咽頭

横隔膜
右肺
気管支
喉頭
気管

図48-c　René Bourdiolによる乳様突起表面の呼吸器の図[7]

図48　耳後表面の内胚葉組織の位置

4．耳後表面の外胚葉の位置

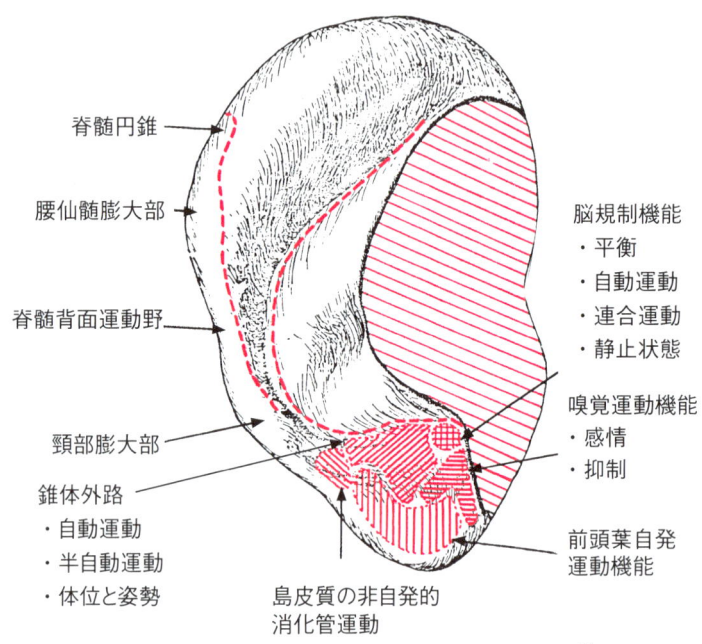

脊髄円錐

腰仙髄膨大部

脊髄背面運動野

頸部膨大部

錐体外路
・自動運動
・半自動運動
・体位と姿勢

島皮質の非自発的消化管運動

脳規制機能
・平衡
・自動運動
・連合運動
・静止状態

嗅覚運動機能
・感情
・抑制

前頭葉自発運動機能

図 49-a　René Bourdiol による運動機能の図[7]

脊髄運動神経路

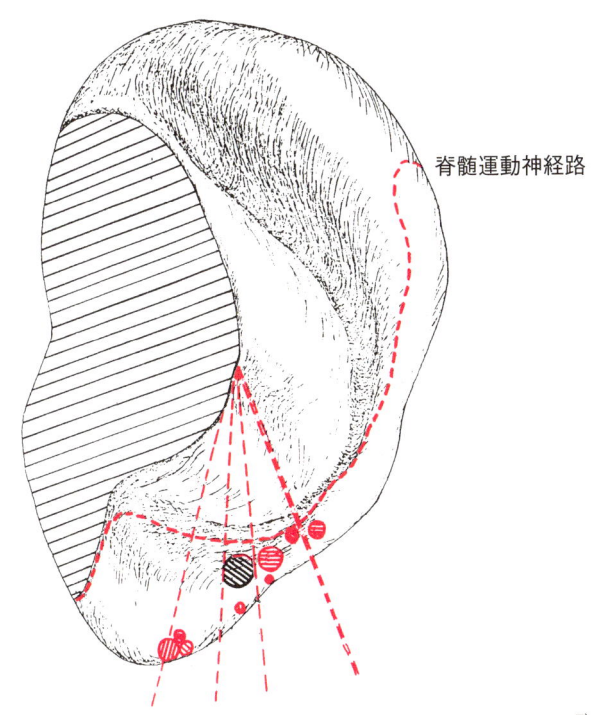

図 49-b　René Bourdiol による脊髄，脳幹，脳神経の図[7]

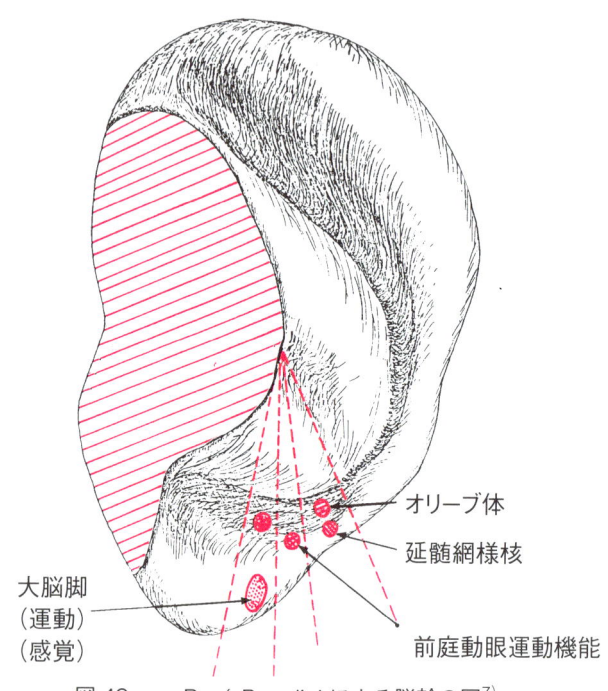

図 49-c　René Bourdiol による脳幹の図[7]

ラベル: オリーブ体、延髄網様核、前庭動眼運動機能、大脳脚（運動）（感覚）

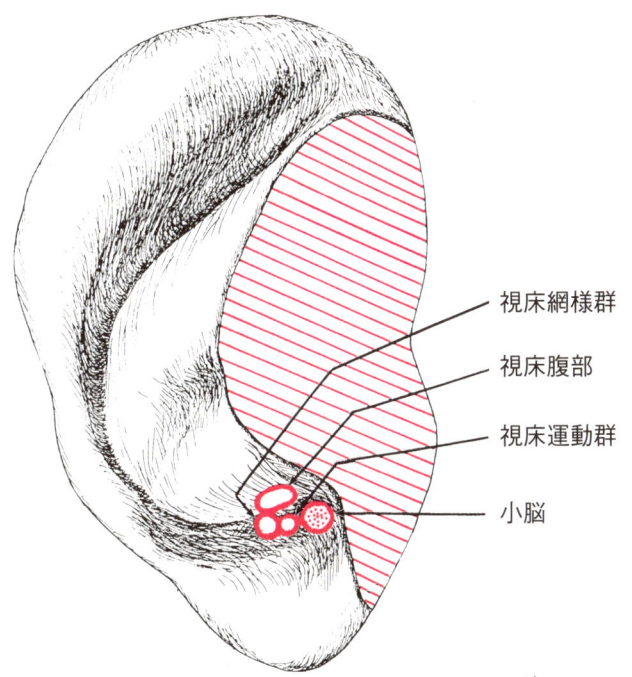

図 49-d　René Bourdiol による錐体外路系[7]
　　　視床網様群
　　　視床腹部
　　　視床運動群
　　　小脳

図 49　耳後表面の外胚葉組織の位置

5．後面の重要なポイント

後面のポイントは，主に運動機能に関係しているのに対し，前面のポイントは，主に感覚機能に関係している（図 50 参照）．

例えば：

- **眼**：輻輳障害，斜視
- **上顎**：顎関節障害
- **肩**：上肢帯の不均等
- **骨盤**：傾骨盤
- **直腸**：失禁
- **尿路膀胱**：失禁
- **胃**：けいれん

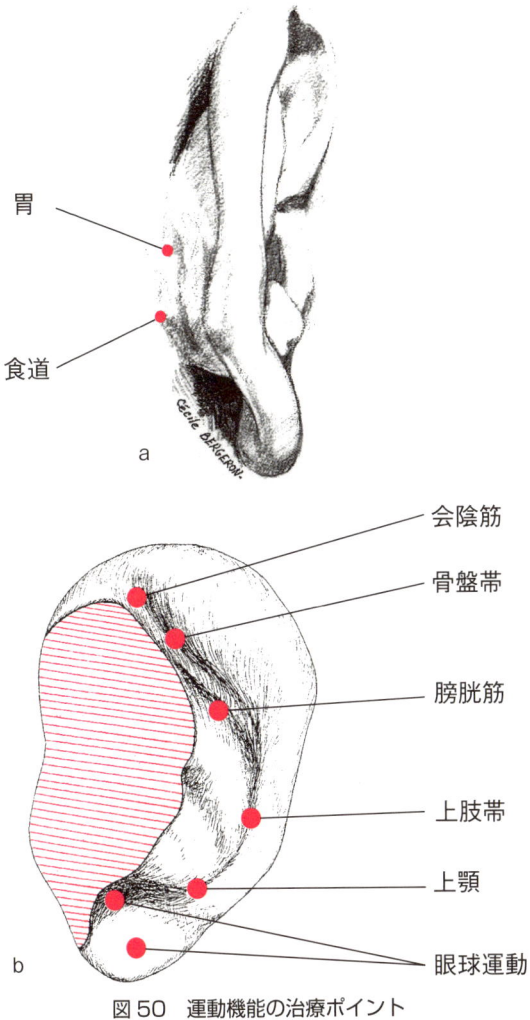

第Ⅲ章　耳介治療の科学的基礎　109

a

- 胃
- 食道

b

- 会陰筋
- 骨盤帯
- 膀胱筋
- 上肢帯
- 上顎
- 眼球運動

図50　運動機能の治療ポイント

B. ポイント間の相互関係からみた治療アプローチ

1. 幾何学的関係（図51参照）

　耳介上の病的なポイントは，しばしばパターンを形成し，時に幾何学的直線で体系付けられる．

- 動径ベクトル*は，ポイントゼロから始まり，椎体または臓器の位置を通る仮想のラインである．身体のポイントを通る動径ベクトルは，境界ポイント（耳輪縁上の）を規定する．後悔ポイントは，身体のポイントの効果を増強させる．
- 境界ポイントは，動径ベクトルに沿うすべてのポイントに影響を与える．
- 耳上のポイントを結ぶ線のなす角度は，30°であることが多い．
- 30度の角度を形成する線によって，境界ポイントにリンクされている任意のポイントは，境界ポイントとそれ独自の動径ベクトルに影響を与える．
- 各ポイントを結ぶライン間の角度を測定するために分度器を使用する．

[訳者注]
*動径ベクトル（Radius vector）
　動径とは，ポイントゼロを起点とし，脊椎や器官に相当する部位を通る実線．

第Ⅲ章　耳介治療の科学的基礎　111

動径ベクトルD12

ポイントゼロ

動径ベクトルC1

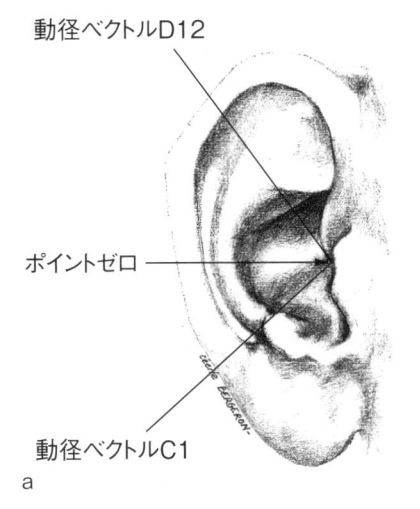

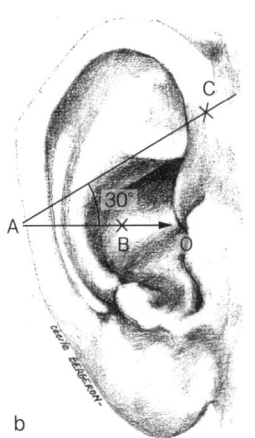

a

b

図51　ポイントBは，ポイントAの動径ベクトル上に位置するため，ポイントAはポイントBに影響を与える．角OAC＝30°であるから，ポイントCは，ポイントAとポイントBの両方に影響する．

2．直線上のポイントの治療

①調和システム（図52a参照）

　調和システムでは，ポイントゼロを通る動径ベクトル上を直線状に整列するポイントが通常見出される．このような場合には1つのポイント（同じ動径ベクトル上の耳輪に位置する他のポイント）を治療するだけで十分である．

　このシステムはよく肋間部の治療に用いられる．

②非調和システム（図52b参照）

　このシステムでは，3つかそれ以上のポイントが一直線に整列しているが，それらはポイントゼロを通るベクトルを形成しない．これらのポイントと30°の角度で作られる直線の交点をみつけるために分度器を用いる．この交点を形成する直線の一つはポイントゼロを通らなければならない．この導き出された交点への鍼刺激は残りの他のポイントを非活性化させる．これは，**第2調和ポイント**と呼ばれる．

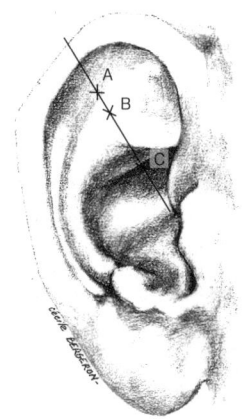

a 調和システム
3つのポイント，A，B，Cが一直線上にあり，ポイントゼロを通る動径ベクトルであれば動径ベクトル上の耳輪縁に位置するポイントD単独で治療できるかもしれない．

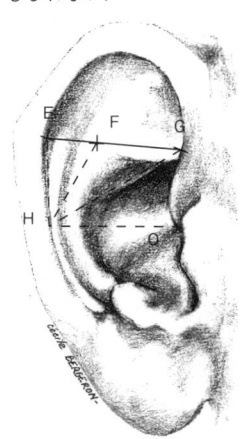

b 非調和システム
3つのポイント，E，F，Gが一直線上にあるが，動径ベクトル上に位置しない場合，30°を作るポイントHをみつけるべきである．これは，そのポイント単独で治療するたった1つのポイントである．

図52 調和システムと非調和システム

3. 治療ポイントの優先順位（図53参照）

①耳介上のポイントの位置に応じて優先順位をつける：

　治療ポイントの選択は重要である．ポイントの刺激順序も同様に重要であり，治療結果は，治療されたポイントの順序に影響される．

　90％の症例で2つの簡単な原則があてはまる：

- 以下の順序で，鍼で治療する
  - ―浅頸部神経叢支配領域のポイント
  - ―三叉神経支配領域のポイント
  - ―迷走神経支配領域のポイント
- どの領域でも，まずポイントゼロから最も離れたポイントから治療する

②ポイントの症候学に応じた優先順位づけ：

　2つのポイントが，それぞれの耳に対称的に位置している，または2つポイントが非常に近い場所に位置している場合，1つを選んでよい：

- 圧索法を用いて見つけた最も敏感なポイント
- 電気探索器を用いてみつけた最も抵抗が低いポイント

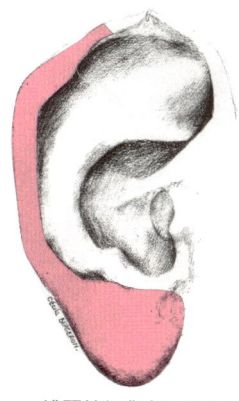

第Ⅲ章　耳介治療の科学的基礎　115

a　浅頸神経叢支配領域

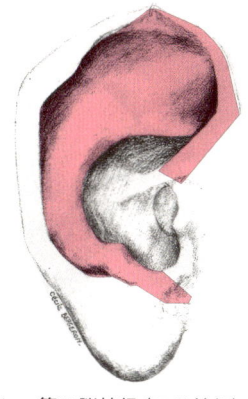

b　第Ⅴ脳神経（三叉神経）支配領域

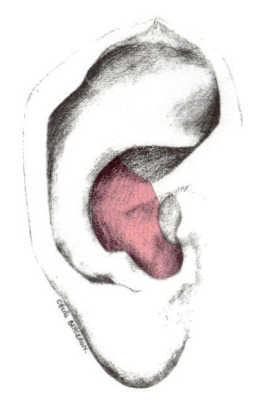

c　第Ⅹ脳神経（迷走神経）支配領域

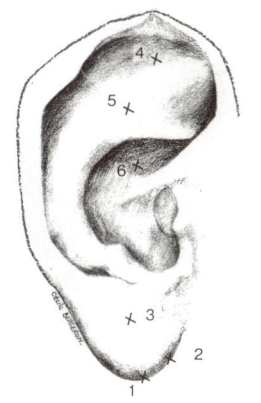

d　例；上に示す順序で、1-6のポイントの順に治療する

図53　神経支配と治療ポイントの優先順位

C．フェーズ理論

1．Paul Nogier のフェーズ理論

フェーズ理論は，Paul Nogier によって 1980 年代初期に提案された理論である．この理論には以下の観察結果がまとめられている．

耳上の1つのポイントに鍼をする時，一つの主たる効果と二つの副次的効果が観察される．

- 鍼治療の主たる効果が**外胚葉**にある場合，副次的効果は内胚葉と中胚葉にある．
- 鍼治療の主たる効果が**中胚葉**にある場合，副次的効果は外胚葉と内胚葉にある．
- 鍼治療の主たる効果が**内胚葉**にある場合，副次的効果は外胚葉と中胚葉にある．

したがって，Paul Nogier は，耳上に3つの領域（T1, T2, T3）があると記載した．また彼は，3つの組織層（表層，中間層，深層）とも記載している（18〜21ページ参照）．鍼が3つの組織層を貫通して刺入された場合，鍼による3つの異なった効果が引き起こされることになる．

Paul Nogier のフェーズ理論では，これらの組織層のそれぞれに投影された3つの異なった体性局在＊がある（図54参照）．

- **反転した胎児**の体性局在
- **側臥位の成人**の体性局在
- **起立した成人**の体性局在

[訳者注]
＊体性局在（Somatotopy）
　身体の表面にある部分と中枢神経との間に一定の空間的な相関関係があること．例えば組織，四肢あるいは神経構造に影響を及ぼす耳のポイントは，脳にある空間的な相関と関係するように表出される．

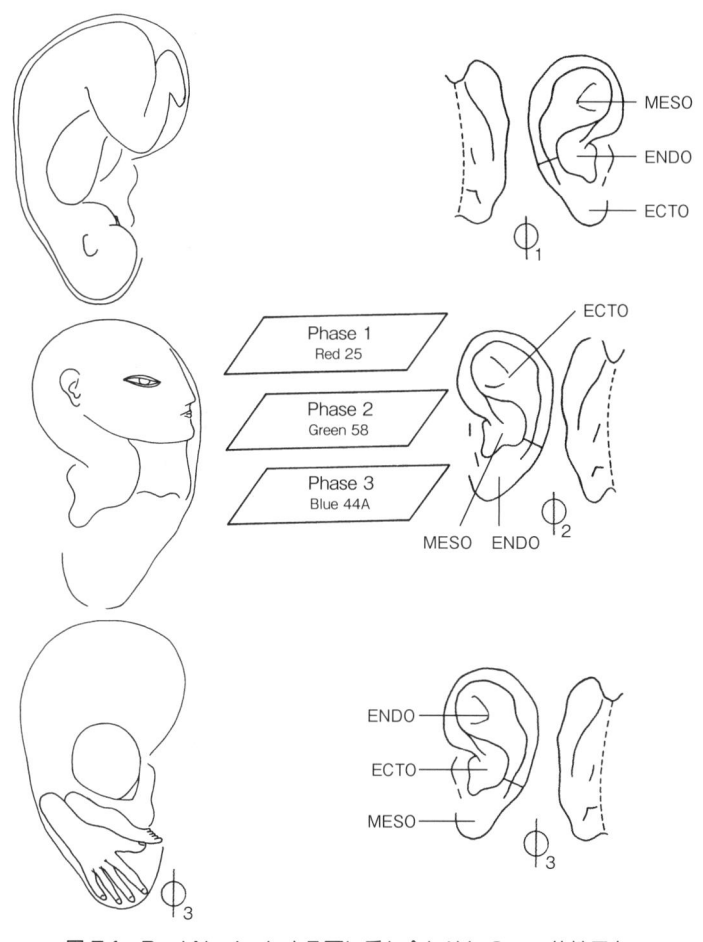

第Ⅲ章 耳介治療の科学的基礎 117

図 54 Paul Nogier による耳に重ね合わせた 3 つの体性局在
　　　ECTO：Ectoderm（外胚葉）
　　　MESO：Mesoderm（中胚葉）
　　　ENDO：Endoderm（内胚葉）

2．フェーズについての現代的な視点と今日の臨床的応用

フェーズについての最新の解釈（図55参照）

　Paul Nogierがフェーズ理論*を発表した時，耳のポイントの構造は詳しく知られていなかった．今日，われわれは神経血管複合体について既に理解しており，3層の体性局在の存在を正当化することは難しい．一方で，ある耳上のポイントが刺激された時，刺激は神経システムによっていくつかのレベルに統合されることはありうる．パリ大学 David Alimi[12]は，これらの統合レベルは以下で起こりうると考えている．

- 延髄
- 視床
- 皮質

　これらのフェーズ1,2,3のレベル統合について言及すると，2002年のプエルトリコでの国際シンポジウムで，John Ackerman 博士，Bryan Franck 博士，Michel Marignan 博士，Raphael Nogier 博士で構成するワーキンググループは，フェーズの公式定義を提唱した．

　"フェーズは，耳に出現した身体の一過性の神経的投影である．それらは，環境要因を含めた情報に対する脳反応が統合された結果[2)]であり，この反応が結果として，生理的あるいは病理的状況を招くことになる"．

[訳者注]
*Paul Nogier のフェーズ理論（Phase theory of Paul Nogier）
　フェーズ理論は，1980年にPaul Nogier氏により提唱された．この理論は耳のポイントに鍼を刺したとき，1つの主たる効果と副次的な効果がしばしば観察されることを提案した．主たる効果は，外胚葉，中胚葉，もしくは内胚葉に由来するものかもしれない．副次的な効果は，残りの二つの胚葉に関連するものであろう．2002年，Raphael Nogier 博士はワーキンググループのメンバーであり，ワーキンググループは以下のフェーズの公式定義を公表している．
"フェーズは，耳に出現した身体の一過性の神経的投影である．それらは，環境要因を含めた情報に対する脳反応が統合された結果[2)]であり，この反応が結果として，生理的あるいは病理的状況を招くことになる"．

フェーズの活用：

すべての耳チャートに描かれるフェーズ1は、ほとんどの症例で使われる。臨床的反応が不十分な場合、他のフェーズのポイントを探さなければならない。これらのポイントは、電気探索器を用いて検出することができるので、鍼治療を行う。

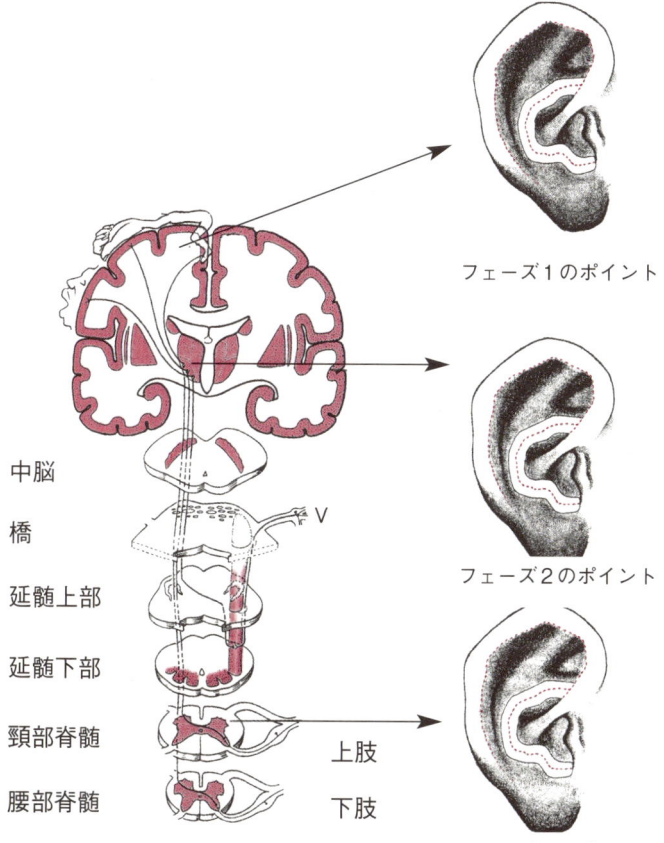

フェーズ1のポイント

フェーズ2のポイント

中脳
橋
延髄上部
延髄下部
頸部脊髄　　　上肢
腰部脊髄　　　下肢

フェーズ3のポイント

図55　それぞれのフェーズポイントの効果は神経システムによるそれぞれのレベルの解釈によるだろう
　　　皮質解釈＝フェーズ1
　　　視床解釈＝フェーズ2
　　　延髄解釈＝フェーズ3

①フェーズ１（図56参照）
- このフェーズは，およそ90％の症例に観察される．
- 最もよく研究され，最もよく知られたフェーズである．
- Paul Nogier は，代謝組織フェーズと表現した．

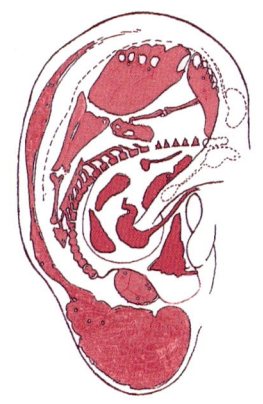

第Ⅲ章　耳介治療の科学的基礎　121

a　耳介位置（Paul Nogier, 1977）

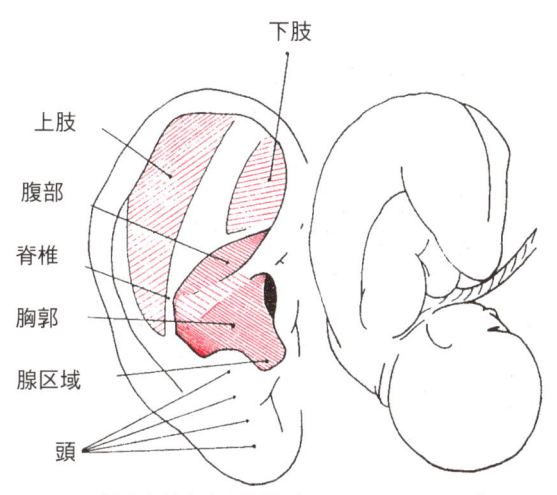

b　耳介と対応する胎児（Paul Nogier, 1969）
図56　Paul Nogier によるフェーズ1

②フェーズ２（図57～59参照）

　Paul Nogier によれば，このフェーズは神経に関連する位置と対応する．

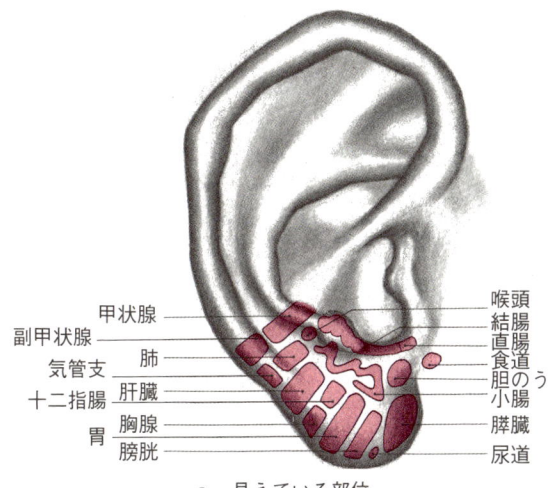

第Ⅲ章　耳介治療の科学的基礎　123

a　見えている部位

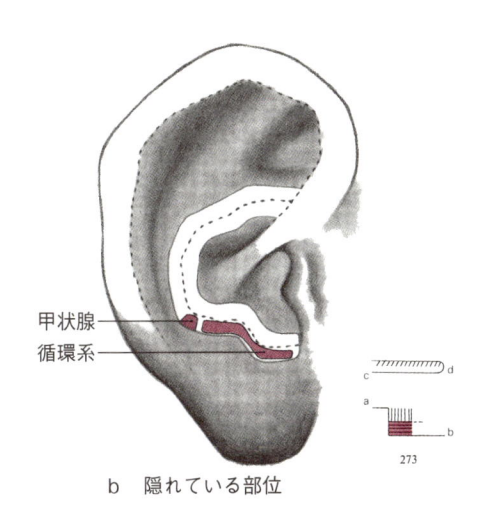

甲状腺
副甲状腺
気管支　肺
十二指腸　肝臓
胃　胸腺
膀胱

喉頭
結腸
直腸
食道
胆のう
小腸
膵臓
尿道

b　隠れている部位

甲状腺
循環系

図57　内胚葉 Paul Nogier によるフェーズ2

a　見えている部位

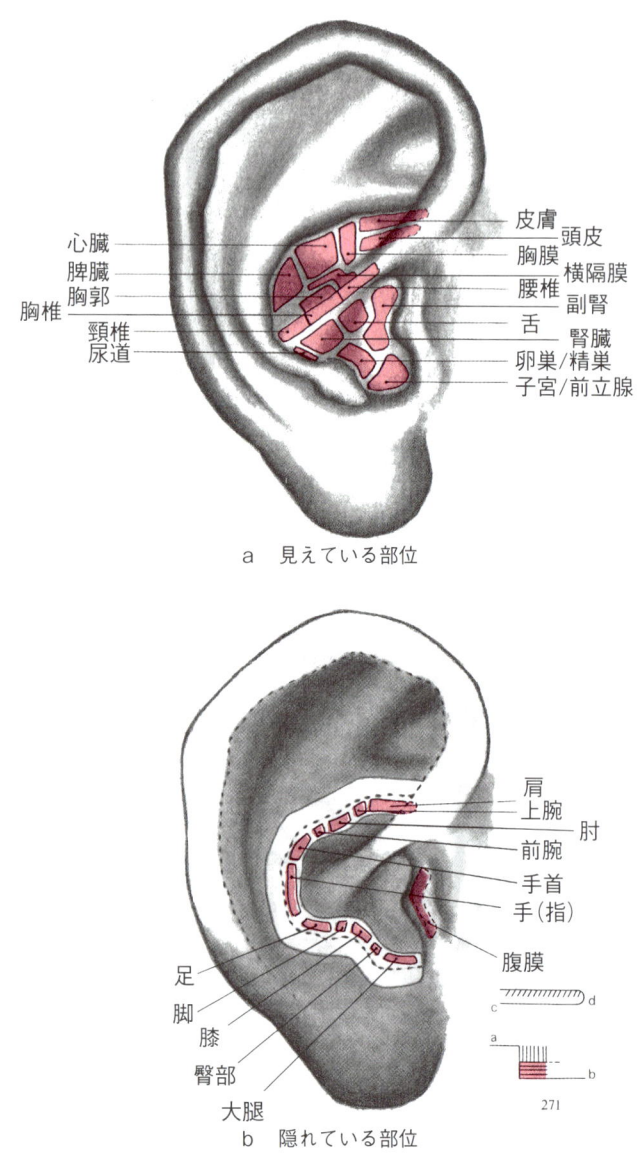

（ラベル：心臓、脾臓、胸郭、胸椎、頸椎、尿道、皮膚、胸膜、腰椎、舌、卵巣/精巣、子宮/前立腺、頭皮、横隔膜、副腎、腎臓）

b　隠れている部位

（ラベル：肩、上腕、肘、前腕、手首、手(指)、腹膜、足、脚、膝、臀部、大腿）

図58　中胚葉　Paul Nogier によるフェーズ2

第Ⅲ章 耳介治療の科学的基礎 125

a 見えている部位

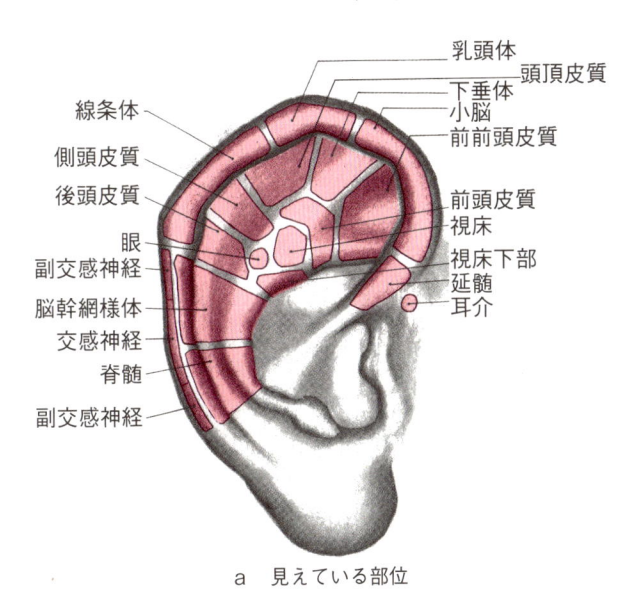

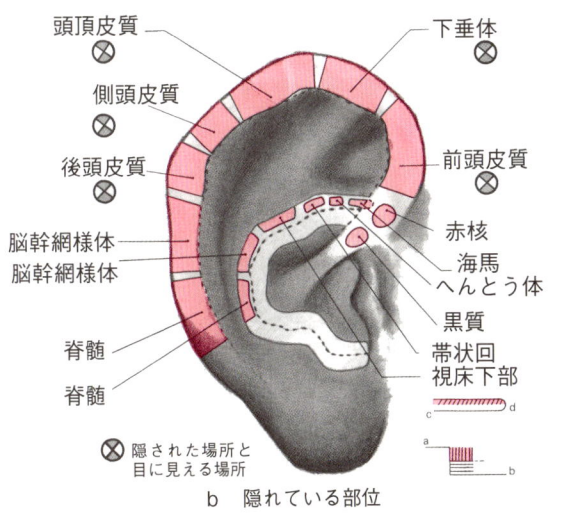

- 乳頭体
- 頭頂皮質
- 下垂体
- 小脳
- 前前頭皮質
- 線条体
- 側頭皮質
- 後頭皮質
- 前頭皮質
- 視床
- 眼
- 視床下部
- 副交感神経
- 延髄
- 脳幹網様体
- 耳介
- 交感神経
- 脊髄
- 副交感神経

b 隠れている部位

- 頭頂皮質 ⊗
- 下垂体 ⊗
- 側頭皮質 ⊗
- 後頭皮質 ⊗
- 前頭皮質 ⊗
- 脳幹網様体
- 赤核
- 脳幹網様体
- 海馬
- へんとう体
- 黒質
- 脊髄
- 帯状回
- 脊髄
- 視床下部

⊗ 隠された場所と目に見える場所

図59 外胚葉 Paul Nogier によるフェーズ2

③フェーズ3(図60〜62参照)

　このフェーズは,基本的に個人のエネルギー構造に関係する(Paul Nogier)

第Ⅲ章　耳介治療の科学的基礎　127

a　見えている部位

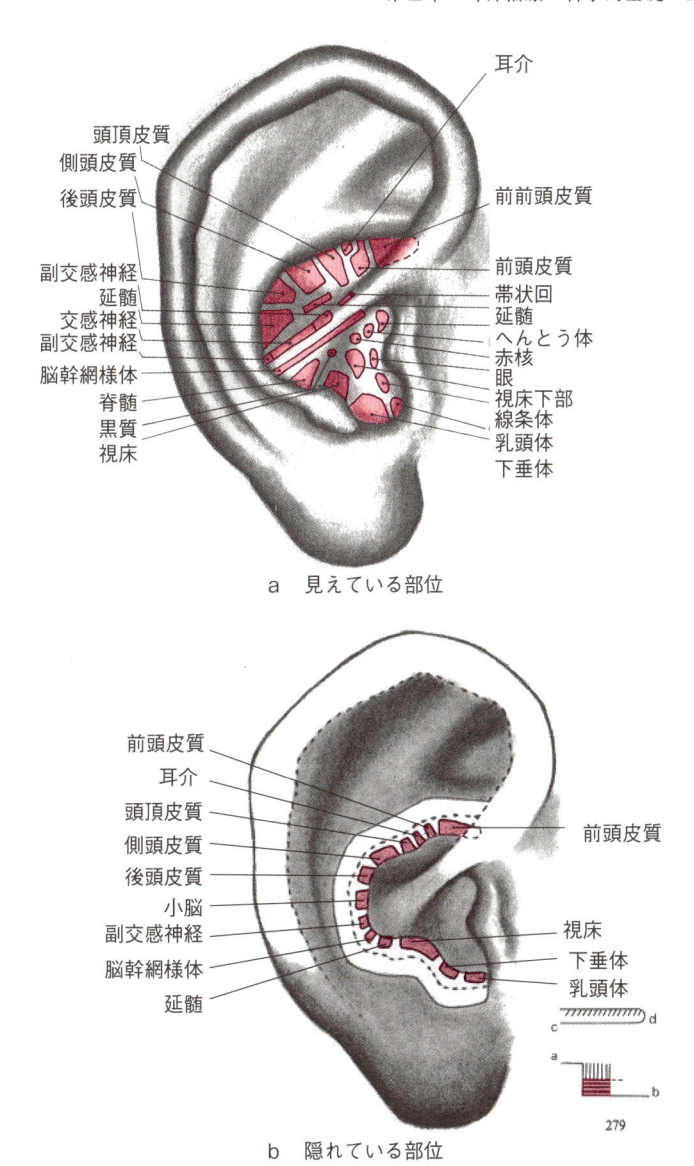

ラベル（上図）：
- 耳介
- 頭頂皮質
- 側頭皮質
- 後頭皮質
- 前前頭皮質
- 副交感神経
- 延髄
- 交感神経
- 副交感神経
- 脳幹網様体
- 脊髄
- 黒質
- 視床
- 前頭皮質
- 帯状回
- 延髄
- へんとう体
- 赤核
- 眼
- 視床下部
- 線条体
- 乳頭体
- 下垂体

b　隠れている部位

ラベル（下図）：
- 前頭皮質
- 耳介
- 頭頂皮質
- 側頭皮質
- 後頭皮質
- 小脳
- 副交感神経
- 脳幹網様体
- 延髄
- 前頭皮質
- 視床
- 下垂体
- 乳頭体

図60　外胚葉　Paul Nogier によるフェーズ3

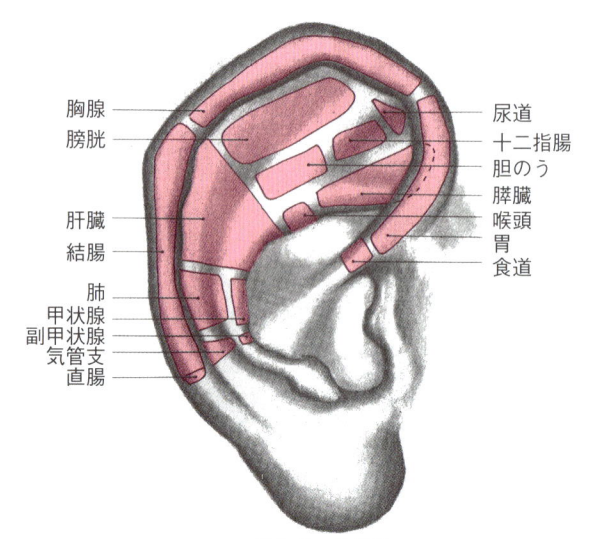

a　見えている部位

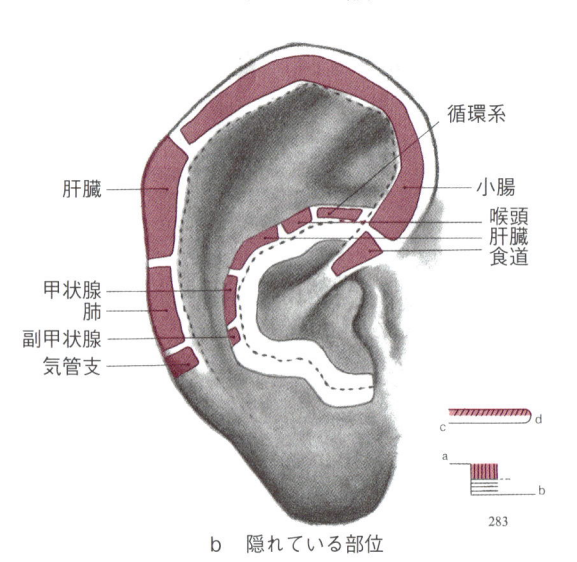

b　隠れている部位

図61　内胚葉　Paul Nogierによるフェーズ3

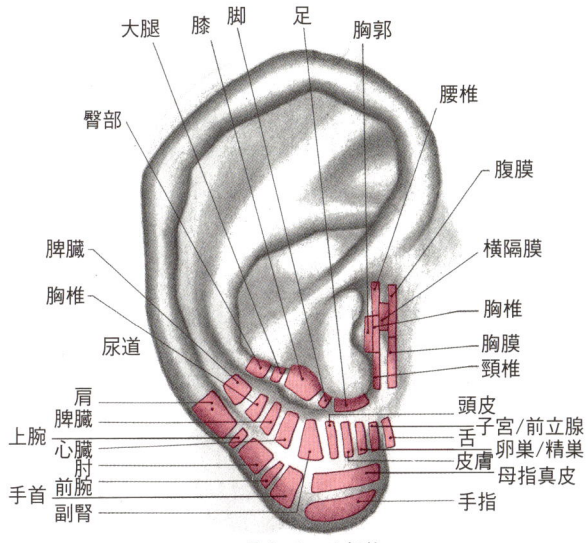

第Ⅲ章　耳介治療の科学的基礎　129

a　見えている部位

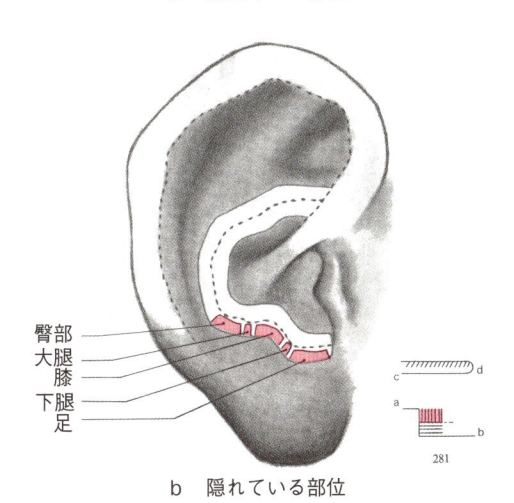

b　隠れている部位

図62　中胚葉　Paul Nogierによるフェーズ3

3．生理学的基礎

①耳心臓反射（ACR），別名 血管自律神経信号（VAS）*（図63参照）

1968年，Paul Nogier は耳のあるポイントを刺激している間，患者の橈骨動脈の拍動が変化することを偶然発見した．時々拍動は強くなったり，弱くなったりした．耳刺激と心臓活動の間には相関関係があると考え，Nogier はこの現象を耳心臓反射（ACR）と名付けた．

最終的に，Nogier はどの皮膚刺激も血管反応を生じると悟るようになった．Pierre Magnin の提案で，耳心臓反射（ACR）という用語は血管自律神経信号（VAS）に変更された．

- この動脈反応は，その後 Nogier の動脈反射とも呼ばれた．
- ACR，VAS，Nogier の動脈反射は，同じ現象のことである．
- **ACRは，痛み，皮膚刺激，感情やあらゆる異常な状況に対する人体の適応の兆候である．**
- 脈をとる技術を習得すれば，ACRは人体の適応能力を評価することができる．
- ACRにはたくさんの研究課題があるが，現時点では，この現象を記録する完全に信頼できる手段はない．

[訳者注]
*血管自律神経信号（VAS）
　血管自律神経信号のことである．以前はACR（耳心臓反射）と呼ばれていた．様々な感覚性入力に対して，橈骨動脈拍動に見出される特徴的な反応．

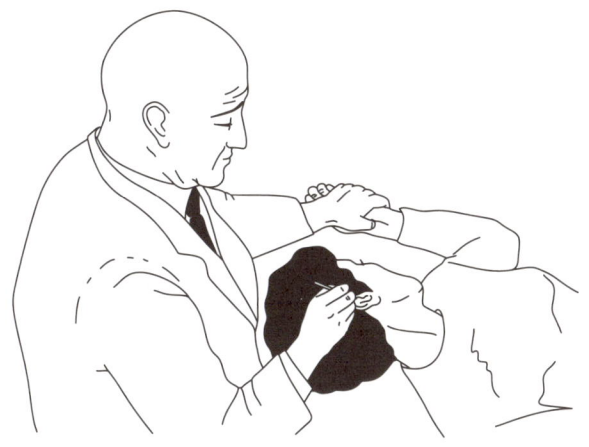

第Ⅲ章 耳介治療の科学的基礎　131

a　ACRを調べるための脈をみる方法

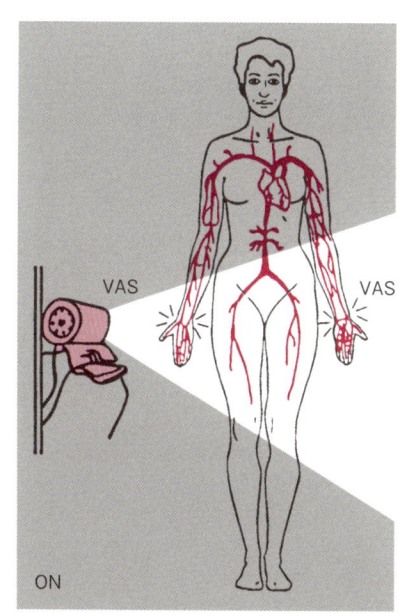

b　人体は外部刺激に反応して血管反応を起こす

図63　耳心臓反射（ACR）または血管自律神経信号（VAS）

②血管自律神経信号（VAS）の経験方法（図 64 参照）

VASの感覚を習得することはとても難しい．この現象をマスターするためには，忍耐と長い修練を必要とする．自身で訓練する最もよい方法は，明るい光または，圧迫で皮膚を刺激して，患者の脈を診ることである．あるいは，予期せぬ物の落下音でストレスを作り出し，脈を診てもよい．

VASは血管壁の筋緊張として感じられる動脈反応であり，心臓のリズムとは関係がない．VASは以下特徴を示す．

- 脈が膨らみ強くなる
- 脈が弱く，かすかになる

VAS反応は迅速で，対光反射と同じくらい速く，1，2拍か最も多い場合は3拍続く．3拍以上は一般的に病的状態を示す．

この現象を習得する最も良い方法は，すべての患者におけるVASを感じとる経験を積むことである．

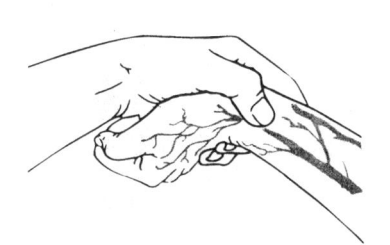

第Ⅲ章　耳介治療の科学的基礎　133

a 患者の橈骨動脈を施行者の母指で押すのがよい

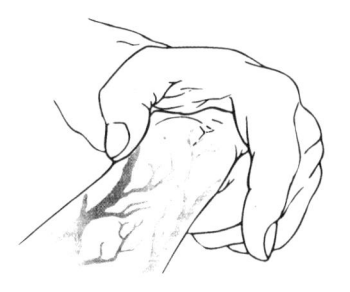

b 施行者の母指は患者の橈骨動脈側面に軽くおく

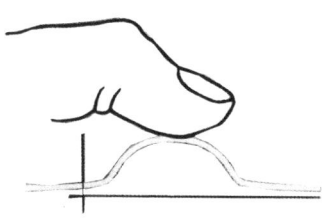

c VASがない場合の脈の視覚的表現

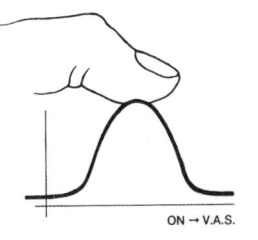

d VASがはっきりある場合の脈の視覚的表現

ON → V.A.S.

図64　血管自律神経信号（VAS）の経験方法

③皮膚の光知覚*（図65参照）

皮膚の光知覚とは，耳心臓反射（ACR）の発見に続いて記述された現象である．目隠しをした哺乳動物の皮膚に，明るい光を照射すると動脈反応が起こる．

国立インサ工科大学リヨン校（インサ，リヨン）のRoger Santini教授らによって数多くの動物実験が行われ，この光線の影響を眼に直接受けなくとも，兎はパルス光と連続光とを生物学的に区別することが明らかになった．兎の背中に非連続的な光刺激を与えたときにドーパミン，エピネフリン，およびノルエピネフリンの量が変化した．

哺乳類の皮膚は，外界と内部環境との間の単なるバリアでなく，両者の間を伝達する場として機能しているように思われた．

実際には，皮膚は膨大な電磁情報の受信機として機能していると思われる．この情報は，ほぼ確実に神経伝達物質の分泌を刺激し，調節する役割を果たしている．

皮膚の光知覚という現象は，経穴と耳介の治療ポイントの概念を統合する．それらの経穴や耳介の治療ポイントは，まず何よりも皮膚の光知覚に関与している．施術者は，VAS（血管自律神経信号）現象を探りながら橈骨動脈の拍動をみることで，それらの現象を学ぶことができる．

[訳者注]
*光知覚（Photoperception）
 光に対する皮膚の感覚であり，特定の周波数で光を振動させた光にコード化された情報を中枢神経系に伝える能力．

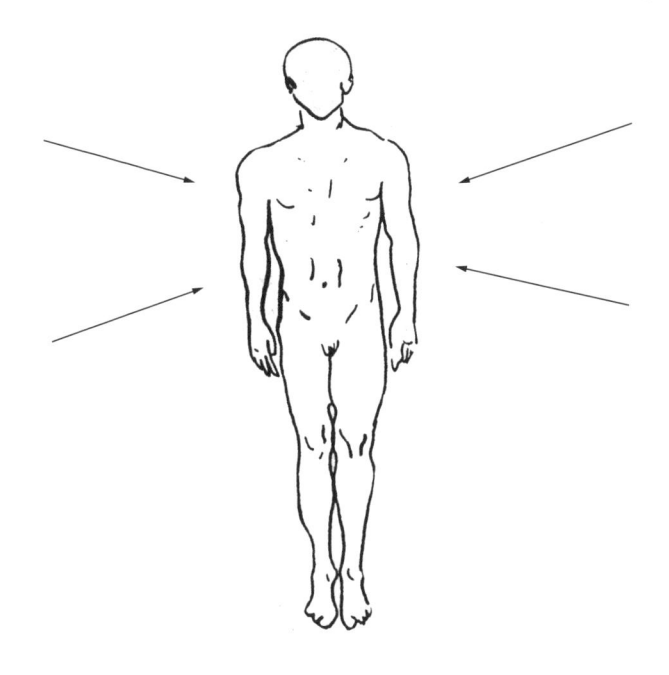

図65 皮膚の光知覚
われわれは常に電磁気の海に浸されている．受け手である皮膚を用いて，電磁波は人体の機能を刺激，調節，そして修復している．

④皮膚の光知覚と耳のポイント（図 66 参照）

正常な生理的状態：

　安静時や健常状態では，耳介は基本周波数にのみ光知覚を感知できる能力を持っていると思われる．一点の光が耳介の皮膚に照射されても，血管自律神経信号（VAS）は生じない．一方，他の身体の部位への光刺激は血管自律神経信号（VSA）を誘発する．

病的状態：

　病的状態では，耳の特定のポイントが光に過敏となり，耳上に照射された一点の光は，血管自律神経信号（VAS）を誘発する．

　耳介治療は，耳介の治療ポイントを"不活性化"することである．

要約：

　哺乳類の皮膚は光知覚が備わっており，その役割は生体の機能を刺激，調節，および修復することである．もし身体が健常であれば，光知覚は耳の皮膚を除いた全ての皮膚で活性化されている．しかし，疾患がある場合には，身体のホメオスタシスを回復させるために耳介治療ポイントも活発な光知覚を示すであろう．

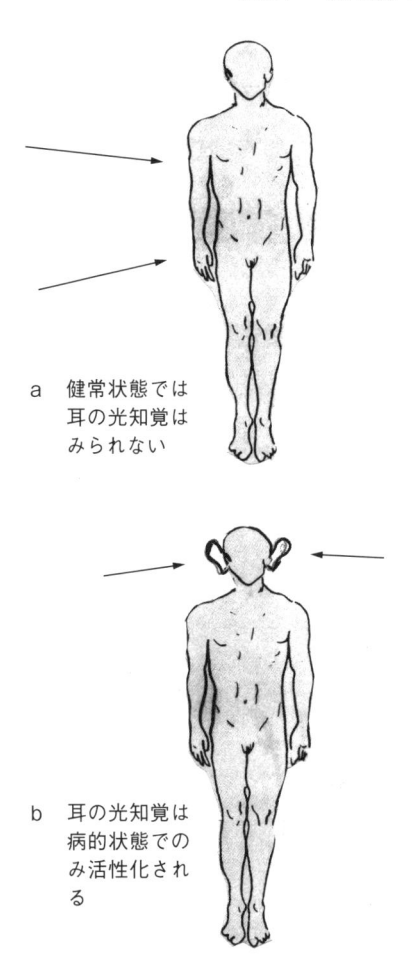

第Ⅲ章　耳介治療の科学的基礎　137

a 健常状態では耳の光知覚はみられない

b 耳の光知覚は病的状態でのみ活性化される

図66　耳の光知覚

4. ノジェ周波数＊（図67参照）

1977年，Paul Nogier は以下のことを証明した：

- 光知覚という観点では，身体の皮膚は7つの領域に分けることができる．
- 光知覚に関して，耳の皮膚も同様に7つの異なる領域に分けることができる．
- 身体と耳の各領域は，それ自体が特有の光知覚という能力をもち，7つの異なった周波数を"感知"する．
- 7つの周波数は，A，B，C，D，E，F，G と分類されている．それらは"ノジェ周波数"として知られている．
- 耳にあるどの病的なポイントもその領域の基本周波数に反応するのに加え，一つ以上の他のノジェ周波数に反応する．
- ノジェ周波数は，特定の生物学的な作用を誘発する．周波数 A には抗炎症作用があり，周波数 B は循環に影響するなどの作用がある．
- 健常状態では，光知覚は次の図表で示すような周波数で標準化されている．病的状態では，皮膚の光知覚において変化が観察される．

[訳者注]
＊**ノジェ周波数（Nogier frequencies）**
　身体や耳の皮膚表面は7つの領域（A-G）に分けることができる．7つの特有の周波数の1つの光を当てると，皮膚の光を認識する性質により身体に個別の生物学的効果があらわれる．周波数は健常状態では標準であるが，病的な状態では変化する．病的領域が反応する周波数を決定するために VAS（血管自律神経信号）をモニターする．病気の診断と治療におけるこれらの現象の開発は Nogier 氏の耳介医学の基礎を作った．

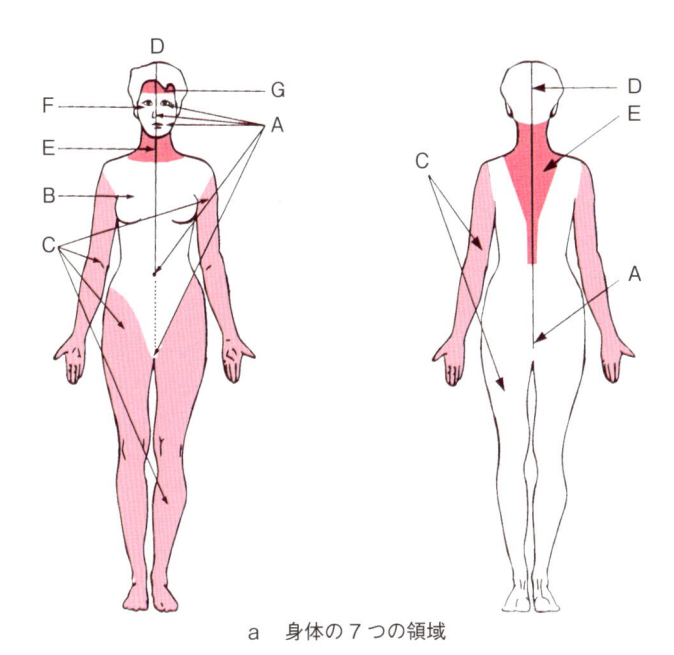

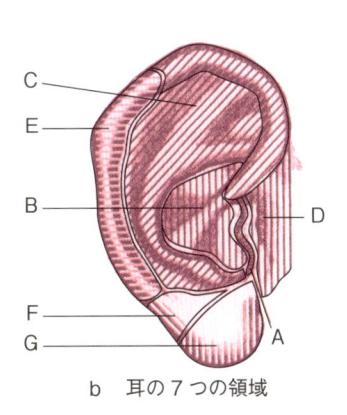

第Ⅲ章　耳介治療の科学的基礎　139

a　身体の7つの領域

b　耳の7つの領域

図67　ノジェの周波数の領域

①周波数 A（図 68 参照）

2.28 Hertz

色：オレンジ，Kodak Wratten no. 21*

光知覚の部位：
- 外耳道
- 目
- 鼻の穴
- 口
- 臍
- 尿道
- 膣
- 直腸

周波数 A の効果：
- 細胞機能の賦活
- 抗炎症
- 抗浮腫

*Kodak Wratten no. 21…コダック社の Wratten フィルム 21 を透過した色

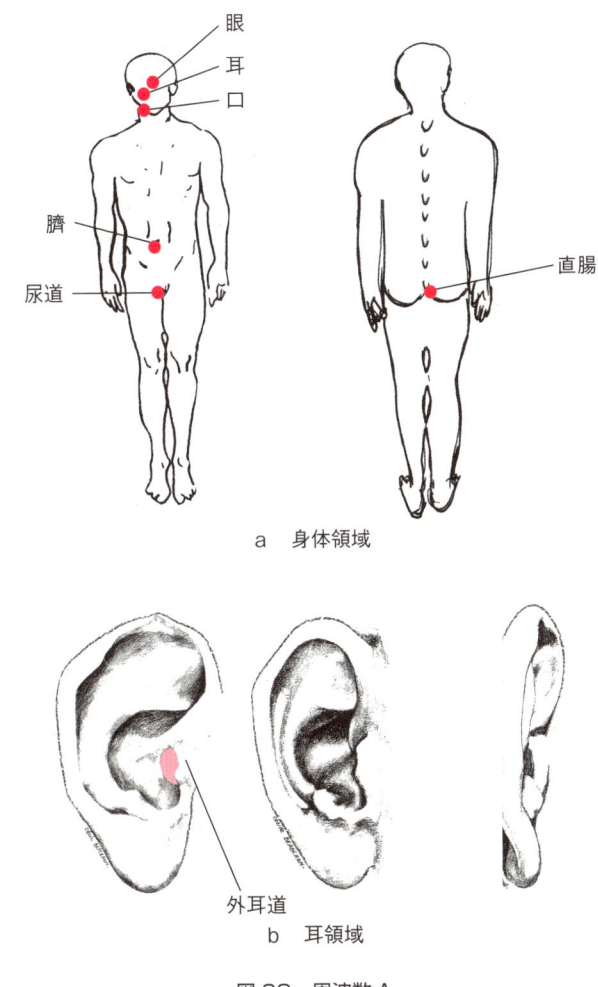

第Ⅲ章 耳介治療の科学的基礎 141

a 身体領域

外耳道
b 耳領域

図68 周波数A

②周波数B（図69参照）

4.56 Hertz

色：赤，Kodak Wratten no. 25

光知覚の部位：

- 身体
  ―胸部と腹部の前面
- 耳
  ―耳甲介

周波数Bの効果：

- 消化機能の刺激
- 細胞間伝達の刺激
- 細胞の凝集力と細胞間の干渉作用の刺激
- 免疫機能の刺激：自己，非自己の認識
- 抗アレルギー

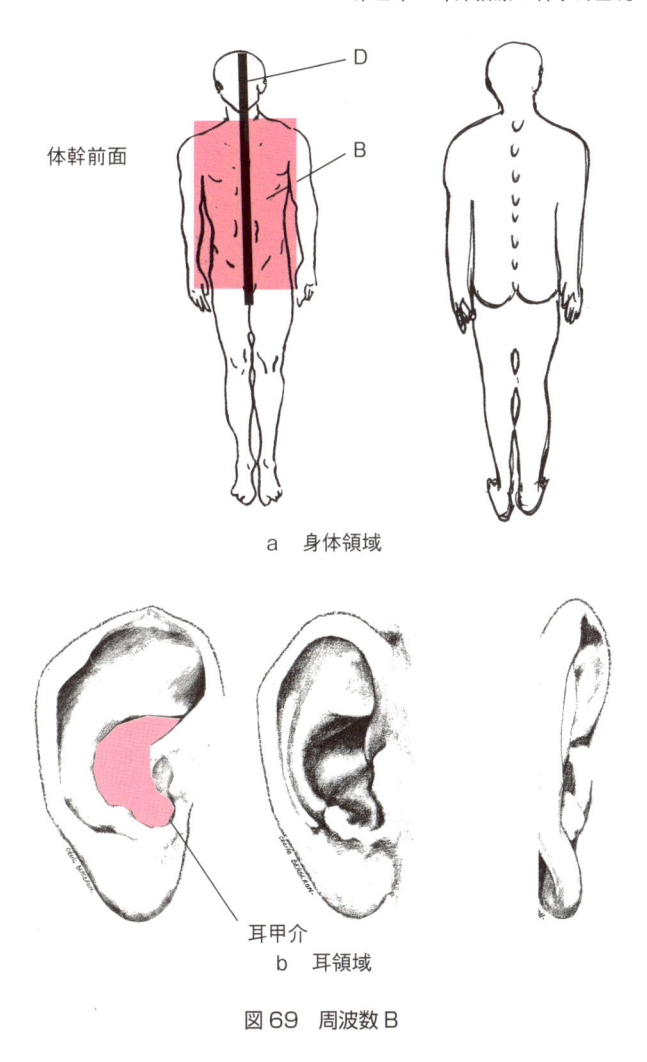

第Ⅲ章 耳介治療の科学的基礎 143

体幹前面

a 身体領域

耳甲介

b 耳領域

図69 周波数 B

③周波数C（図70参照）

9.12 Hertz

色：黄，Kodak Wratten no.3

光知覚の部位：

- 身体
  —上肢と下肢の近位部から遠位部まで
- 耳
  —対耳輪
  —耳輪（上行枝，膝部と体部）

周波数Cの効果：

- 筋収縮に関連した作用
- 主動筋—拮抗筋の関連を刺激
- ドーパミン分泌調節を刺激

a 身体領域

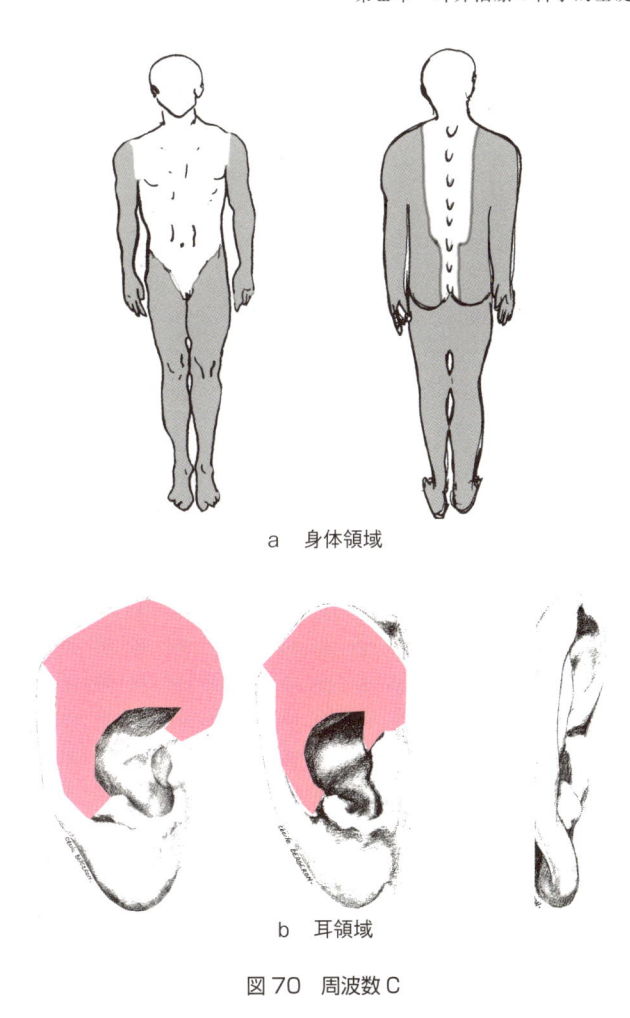

b 耳領域

図70 周波数 C

④周波数 D（図 71 参照）

18.25 Hertz

色：赤，Kodak Wratten no. 24

〈光知覚の部位〉

- 身体
  —平均 5 cm 幅の矢状線，肛門から始まり，脊柱に沿って上行し頭頂を通過して胸部と腹部の表面を下行し，尿道を終点とする．
- 耳
  —前耳珠の領域

〈周波数 D の効果〉

　周波数 D は，主に空間対称性に関連する機能に作用する．

　対称性という性質は，明らかに神経系の機能である．残念なことに，この相関関係はこれまで見過ごされてきた．動き始めた瞬間から，生物は自発的に対称軸を作り出す．さらに生物は，効率的に動くことができるように，この対称軸に関わる身体の部位の動きを学ばなければならない．

　神経系は，この現象を促進するために体系づけられてきた．移動することで進化したあらゆる生物は二つの体系を一体化する．脳は二つの半球に分かれ，各々の身体の半側をコントロールしている．二つの半球は半球間の神経線維によって連結している．

　周波数 D は，それらの半球間の線維を活性化し，対称性に関する機能を賦活する：

- 運動機能
- 歩行
- 姿勢

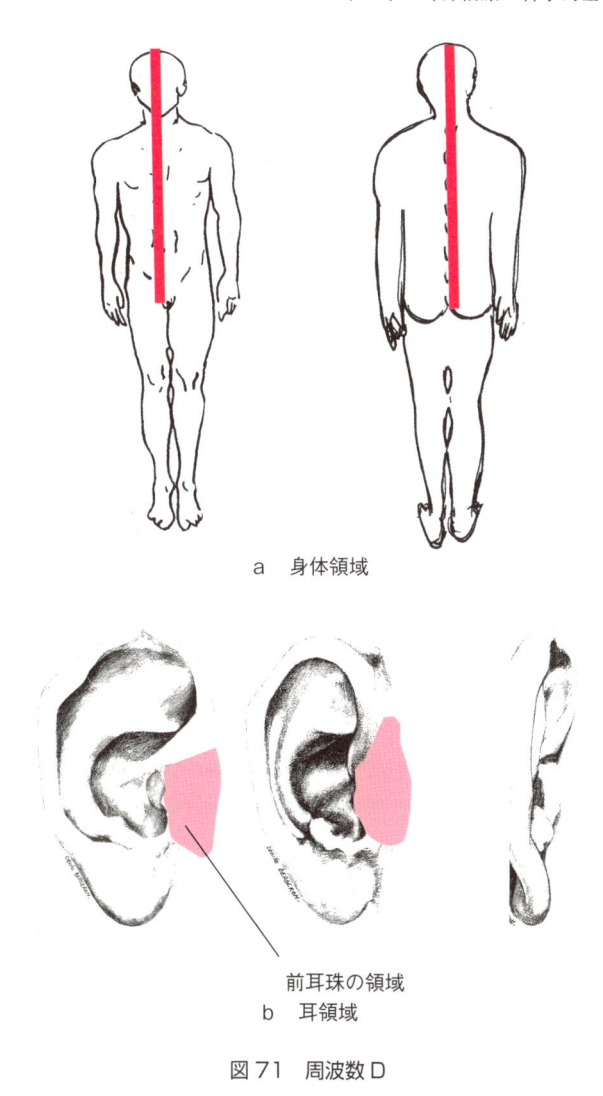

第Ⅲ章　耳介治療の科学的基礎　147

a　身体領域

前耳珠の領域
b　耳領域

図71　周波数 D

⑤周波数E（図72参照）

36.5 Hertz

色：青，Kodak Wratten no. 44

〈光知覚の部位〉

- 身体
  ―頸部の前面と後面
  ―脊柱を覆う後面
- 耳
  ―耳輪の尾部

〈周波数Eの効果〉

- 脊柱の刺激
- 鎮痛

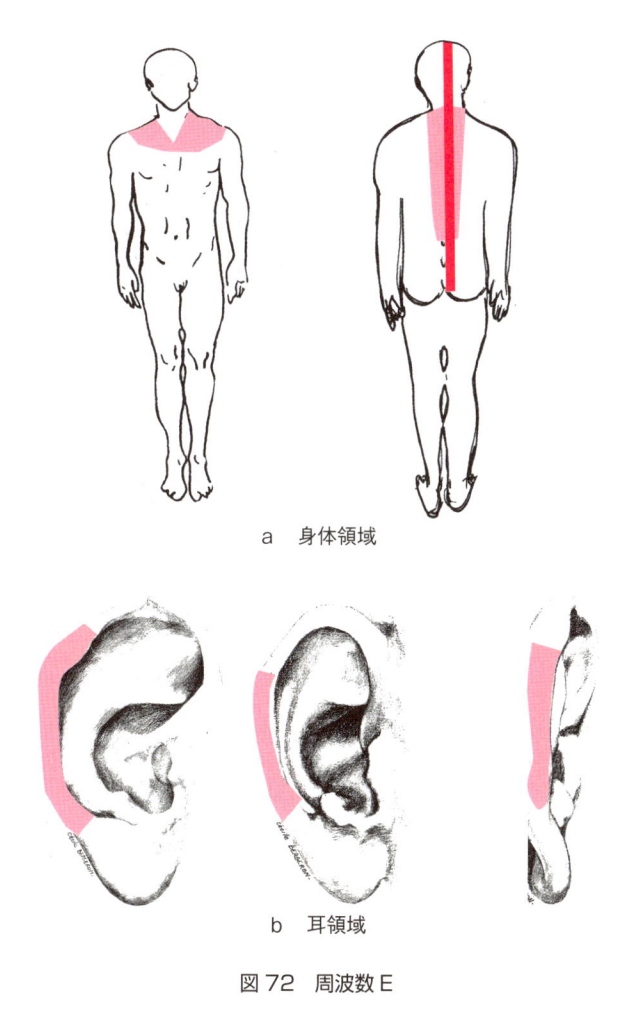

第Ⅲ章 耳介治療の科学的基礎 149

a 身体領域

b 耳領域

図72 周波数E

⑥周波数Ｆ（図 73 参照）

  73 Hertz

  色：紫，Kodak Wratten no. 78

〈光知覚の部位〉

- 身体
  ―顔面と側頭部
- 耳
  ―耳峡部の下部，耳垂を含むが先端部までは達しない．耳甲介の脚部に沿って外耳の後面まで．

〈周波数Ｆの効果〉

- 大脳灰白質の刺激
- 治療効果：
  ―成長ホルモン分泌を刺激
  ―治癒：創傷，潰瘍，骨折
  ―抗うつ
  ―視床下部の調節
  ―食欲の調節

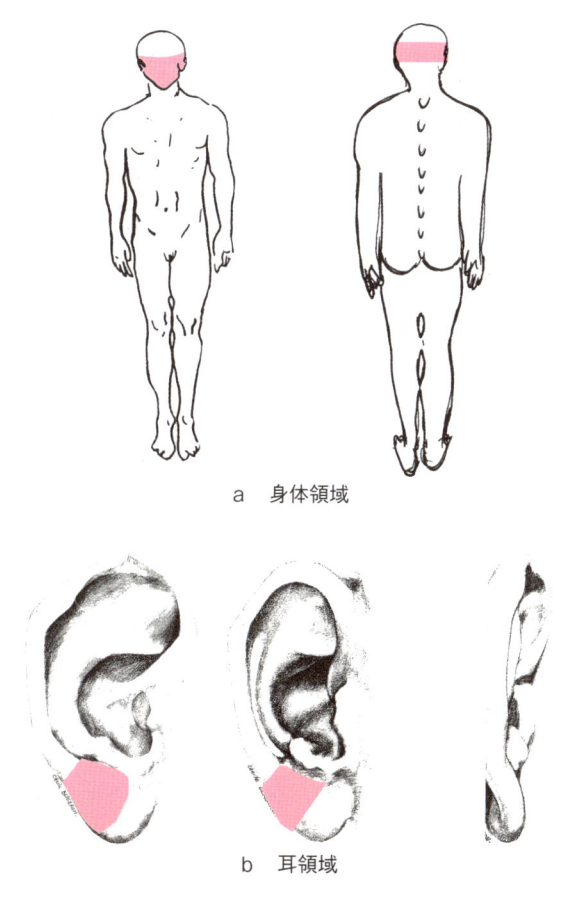

第Ⅲ章　耳介治療の科学的基礎　151

a　身体領域

b　耳領域

図73　周波数 F

⑦周波数G（図74参照）

　146 Hertz

　色：ローズ，Kodak Wratten no.31

〈光知覚の部位〉

- 身体：
  ―頭蓋骨
  ―前額部
  ―鼻の穴
- 耳：
  ―耳垂の前部

〈周波数Gの効果〉

- 大脳皮質の刺激

〈臨床適応〉

- 癲癇の補助刺激ポイント
- 心身症
- 慢性疼痛の治療

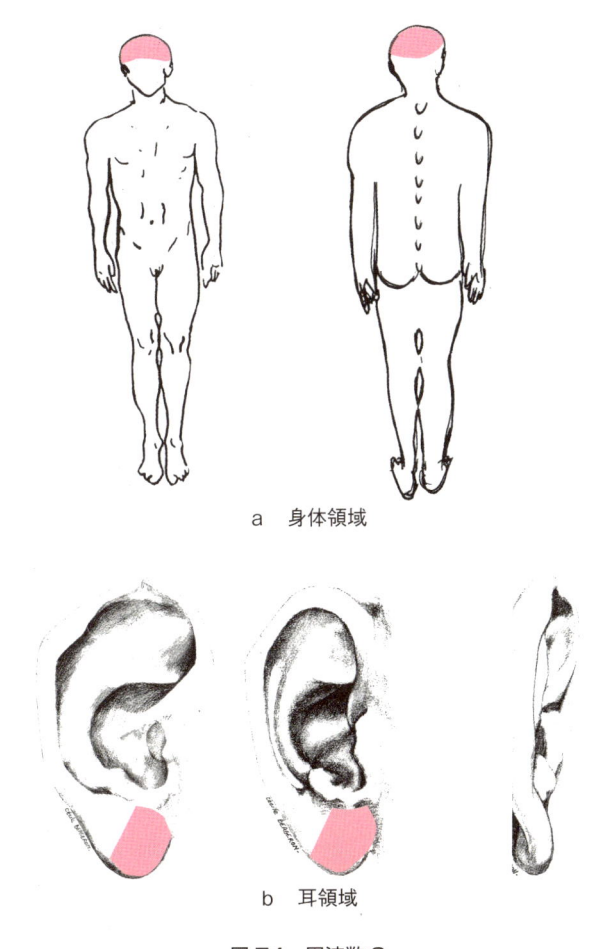

第Ⅲ章 耳介治療の科学的基礎 153

a 身体領域

b 耳領域

図74 周波数 G

5．ノジェ周波数の研究

①耳のポイントを研究・治療するための機器の選択法（図 75 参照）

ノジェ周波数の光知覚の研究に様々な機器が，使用されている．赤色の発光ダイオード（LED）や，赤外線，さらには白色光である．装置の中にはレーザー光線を作動させるものもある．

それらの装置を使用するときには，以下のガイドラインを遵守すべきである．

- 使用する周波数は，Paul Nogier 氏によって特定されたものであることを確認する．
- 優先的に赤外線の範囲で作動する装置を選択する．ノジェ周波数に関する全ての臨床研究は，赤外線で行われてきた．さらに赤外線は，血中のヘモグロビンから妨げられないので，さらに深部への照射を可能にする．
- 診断用には，刺激の強すぎる装置やレーザーを操作する機器の購入は避ける．この種の機器は，診断に用いたとしてもポイントを治療することになってしまい，検査に支障をきたしたり，所見をまどわせることになる．
- 一部のメーカーは，基本的な周波数を備えた機器を提供しており，そしてまた基本的な周波数の±30％調節できるオプションを備えた機器を提供している．これら可変性の周波数は，耳介治療において特定の適応分野があるので，非常に役立つかもしれない．

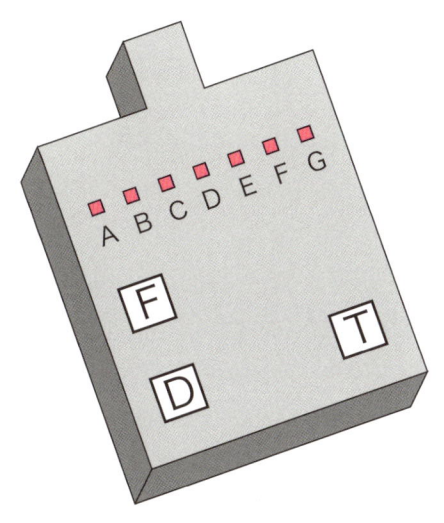

図 75 ノジェ周波数を測定する市販の機器
　　　　D＝探索　　　T＝治療　　　F＝周波数

②ノジェ周波数による耳のポイントの研究（図76参照）

　圧迫で誘発された痛みによって、または電気探索器によって見つけられた病的状態にあるいかなる耳介治療ポイントも、ノジェ周波数を用いて解析し、治療することができる．

ポイントの解析：

- あらゆる耳の病的なポイントは、基本的な周波数に反応するだけでなく、一つ以上のノジェ周波数にも反応する．それらの周波数を検出するには、耳のポイント上に周波数（A，B，C，D，E，F，G）をひとつひとつ照射しながら、橈骨動脈の脈をとって血管自律神経信号（VAS）を調べる．
- 特定の周波数が耳のポイントに照射されることによって、**脈がより力強くなれば**そのポイントはその周波数に反応すると考えられる．
- ポイントが、**それが本来属する領域とは異なった周波数に反応するとき**、その周波数は一過性の反応によるものと考えられる．
- **治療ポイントには**、基本的な周波数か、基本的な周波数に加えて一過性の反応による周波数を用いた治療を行う．治療のための周波数は、検出に使用された周波数のパワーよりも高いパワーが適用される．
- 周波数で**ポイントを治療する時間**はさまざまで、平均すると30秒ほどである．
- 1回の治療で同時に**様々なポイントの治療**が可能である．

[訳者注]

　わが国では皮膚の光知覚で観察されるノジェ周波数を耳介治療に応用しているケースはきわめて少ない．なぜなら、ノジェの周波数がほとんど知られていないことに加え、国内ではこれを用いる機器の販売がなされていないからである．多くは圧迫（疼痛）探索法やこれまでの機器（ノイロメーターや皮電計など）での皮膚の低電気抵抗点探索で病的ポイントを見出し、皮内鍼や円皮鍼あるいは豪鍼を刺激に用いているのが現状である．鍼を用いずに植物の種子である王不留行（おうふりゅうぎょう）や金属粒などが用いられることがある．

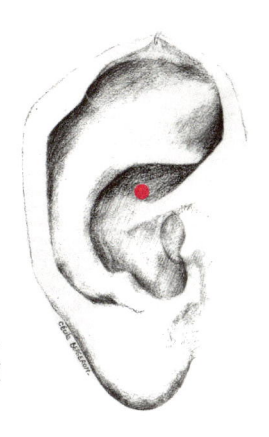

第Ⅲ章　耳介治療の科学的基礎　157

a 耳甲介のこのポイントは，本来は周波数Bに反応する．

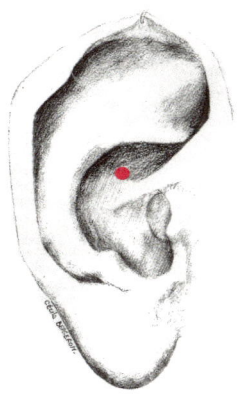

b もし同じポイントが他の周波数（例えばA, D, F）に反応するなら，そのポイントはそれらの周波数で治療すべきである．

　　図76　ノジェ周波数とポイントとの関係

６．病変部位の電磁気特性（図77参照）

　一過性の反応による周波数の研究が，身体の障害部位を特定し，その電磁気特性を研究することを可能にする．

例えば：

　ある患者が，肩の痛みで来院した．周波数を発生させる赤外線を用いて，肩に照射された異なる周波数のうちから，どれがVAS反射を引き起こすかを確かめることができる．それぞれの周波数が試されるべきである．このシステムを用いると，病変部位を特定できる．例えば，もし周波数A，B，F，Gの照射がVAS反応を誘発したとき，患者の肩病変の電磁気特性はA，B，F，Gにあるだろう．通常は，周波数Cにのみ反応するものなので，この場合，発見された全ての周波数が一過性の反応によるものである．

　病変の電磁気特性は，耳の活動的なポイントを見つけるために非常に重要である．肩の痛みに最も効果的な耳のポイントは，同じ電磁気特性を共有する（この症例では周波数A，B，FおよびG）．したがって，赤外線の周波数発生器を用いて，耳上のこのポイントを探索しなければならない．このポイントを見つけたら，そこに鍼をすべきである．

第Ⅲ章 耳介治療の科学的基礎 159

a 症例では，VAS はまず病変（例えば肩の痛み）に関連する光知覚の周波数を探すのに利用される．

b 次に，同じ周波数特性をもつ耳のポイントが VAS 反射を使って探索される．このポイントに鍼がなされるべきである．

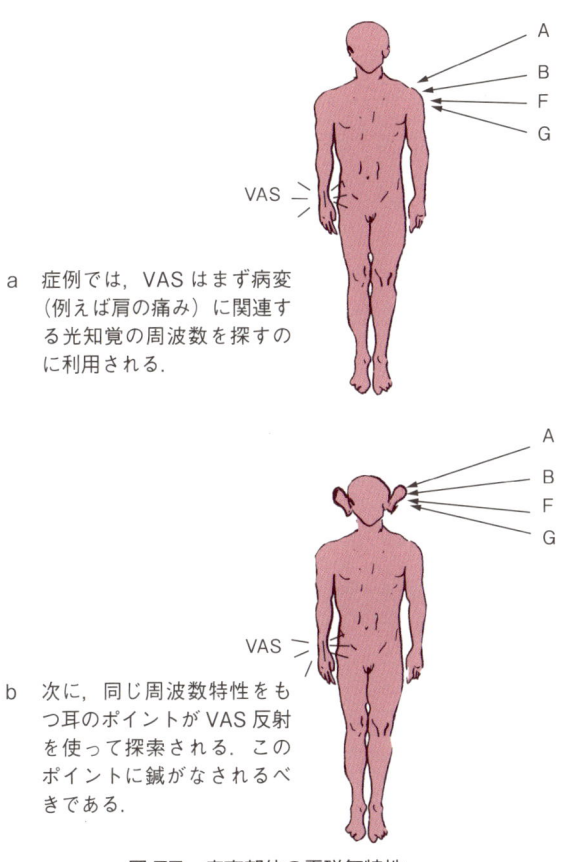

図77 病変部位の電磁気特性

付 録

1. WHO ワーキンググループによる用語の標準化

耳介治療は，耳介反射を利用した治療法である．それは Paul Nogier 氏により 1951 年にフランスのリヨンで発見された．以来，数多くの神経生理学的な研究が行われてきた．

1990 年，WHO（World Health Organization）によりワーキンググループが招集され，43 個の耳介治療ポイントの用語が標準化された．

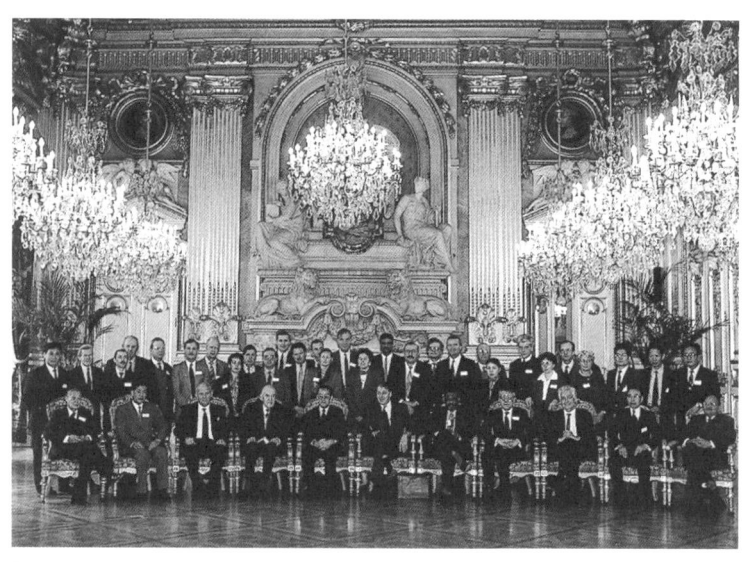

図 78　WHO　ワーキンググループ　リヨン　1990 年

2. WHO からワーキンググループへの手紙

Dr Hiroshi Nakajima

Director General, World Health Organization

"会長，Paul Nogier 博士，ワーキンググループの著名なメンバーの方々，及び皆様に！

　皆様もご承知の通り，WHO による耳介治療ポイントの標準化の努力は，1997 年にソウルで開催された鍼灸用語標準化の第三期ワーキンググループの審議の一部として始まりました．耳介療法は，全ての鍼灸のマイクロシステムのうち，おそらく最も発展し，最も科学的に証明されたものでしょう．また最も実践的であり，かつ広く用いられている治療法です．耳介治療は，中国鍼灸の古典の中でときに述べられていますが，記録はあまり残されていません．しかし，耳介治療を古典鍼灸の主たる一部分として考えてはいけないのは明らかです．古代中国から由来している古典鍼灸とは異なり，耳介治療はごく最近発展したものであり，西洋の重要な貢献によるものです．われわれは，今日，Paul Nogier 博士とともにいられる名誉を授かったのです．皆様，ご承知の通り，Nogier 博士はヨーロッパにおける鍼灸の研究と実践のために，人生のかなりの時間を捧げて来られました．とくに耳介治療の理論と臨床応用についてです．先生の提言は，胎児の位置と成人の耳の間には相関関係があるというものであり，このことは耳介治療，そしてその後には耳介医学の発展に大きく貢献しました．先生の仕事を本質的な基礎とし，世界中の多くの国々で耳のチャートが出版されてきました．それらには様々な程度の違いがみられますが，全ては Nogier 博士が表現した胎児の形と同じものが基礎となっています．国際的に使用されるために，耳介治療の用語の完全標準化を推進し，そして奨励することは WHO の意図するところであります．このことが，耳介治療の科学的研究の追試と研究結果の比較を可能とすることで，耳介治療の重要な研究が促進することを期待します．最後に，近代医学が Nogier 博士とその著名なリヨンのご子

息から受けている恩義にこの場を借りて感謝を申し上げたいと思います．ありがとうございました．"

3. 用語解説

* ○○○* … ○○○参照の意　　例）VSA*→VAS 参照
※ あいうえお順，ABCD 順

延髄（Medulla）

延髄は脳幹の一部としても知られており，脳の下部にあって下方で脊髄と，上方で橋と隣接し，構造的に繋がっている．脳と脊髄との神経信号を中継し，呼吸，循環，嚥下，嘔吐，排便という自律神経系機能を調節する．

オリーブ核（Olivary body）

オリーブのサイズや形状とほぼ同じで，脳幹にある．2つの核の集合からなる．上部の核*は聴覚の処理過程の一部として，音の知覚を助けている．下部の核は主に小脳の運動学習と機能に貢献する．

外胚葉（Ectoderm）

外胚葉は，表皮組織，神経系，外部感覚器，口や肛門の粘膜などが発生分化する．

海馬（Hippocampus）

側頭葉内側の前頭に位置する．海馬は辺縁系*の重要な部分である．扁桃体*の生存に関連する入力-出力の処理過程という機能と並行して働く．それは，知性，感情，そして実際の情報を処理し，感覚野から前前頭皮質*への入力を仲介する．経験や短期記憶を長期記憶へと固めることで，皮質に貯蔵された感情の記憶を記号化している扁桃複合体を補完すると考えられている．

核（Nucleus）

神経解剖学の用語で，主に神経細胞からなる中枢神経系の構造を指す．神経

下部体系の信号伝達活動の中心として働く．

下垂体（Hypophysis）

脳下垂体とも呼ばれる．下垂体は脳の底部に位置し，ホルモンの分泌を刺激する．視床下部放出因子は下垂体茎に沿って機能的に視床下部*と連絡している．それらのホルモンは，成長，血圧，妊娠と出産（出産中の子宮収縮の刺激を含む），乳汁の産生，性腺機能，甲状腺，身体の水と浸透圧，そして食品代謝を調節している．下垂体の障害には末端肥大症，成長ホルモン欠乏症や高血圧がある．

基底核（Basal ganglia）

基底核は，脳にある一群の核であり，大脳皮質*，視床*，そして脳幹を互いに連絡する．それらは運動の制御，認識，感情そして学習に関連がある．

血管自律神経信号（VAS）

血管自律神経信号のことである．以前は ACR（耳心臓反射）と呼ばれていた．様々な感覚性入力に対して，橈骨動脈拍動に見出される特徴的な反応．

交感神経（Sympathetic）

耳のマスターポイント*のひとつで，交感神経のポイントは血液循環と自律神経系の機能全体を調節する．またその名称は自律神経系の一部としても使われる．

黒質（Locus niger）

黒質は，基底核*の主要な部分である．2つの離れた集合体からなり，ひとつは基底核の中心となる要素を構成する．もう一つは，その周りの領域とともに脳内でのドーパミン産生の責任部位であり，報酬と依存において不可欠な役割を果たす．

後頭皮質 (Occipital cortex)

後頭葉の皮質であり,脳における視覚の処理過程の領域である.視覚,色の認識,そして聴覚の一部として働く.

耳介医学 (Auriculomedicine)

1970年代にPaul Nogier博士により創始された医学の領域で,特定の周波数に反応する部位特異的な光知覚の発見とこの現象を病気の診断と治療に有効に活かす可能性を基礎としている.※ノジェ周波数*.

視床 (Thalamus)

これは大脳皮質への広汎で様々な視床下部の入力を前処理して中継する.視床はフィードバック回路を潜在的に形成する大脳皮質に出入りする多数の連絡をもち,意識の覚醒に働きかけているとも考えられている.覚醒と行動レベルを含む,深い眠りから目覚めまでの意識状態の調節に大きな役割をはたしている.病理学的に脳血管障害(脳卒中)によるダメージは対側の片麻痺やしびれ,そして感情障害の原因となる.その状態は視床症候群として知られている.また組織の障害は不可逆的な昏睡を引き起こす原因となる.

視床腹側部 (Subthalamus)

前視床や腹側視床とも呼ばれる.線条体,背側視床,赤核,そして黒質へと神経インパルスを送るが,皮質との直接の連絡はない.黒質と線条体から入力を受けとる.

視床下部 (Hypothalamus)

視床下部は,下垂体*を介して神経系と内分泌系を繋いでおり,体温調節,食事の摂取,身体の体液バランスなどの恒常性機能の調節に関与する.視床*の下方かつ前方に位置し,およそアーモンドぐらいの大きさである.視床下部は,神経ホルモンを合成して分泌し,その結果,生理機能に直接働きかける下

視床網様体群 (Thalamic reticular group)

　視床下部*を形成する核であり，神経インパルスを線条体，背側視床，赤核，そして黒質に送る．しかしながら，視床網様体は大脳皮質とは直接に連絡していない．黒質と線条体からの入力を受けとる．

小脳 (Cerebellum)

　小脳は，感覚の情報を統合し，姿勢の均衡，熟練した協調運動の統御，随意運動や筋トーヌスの調節に関わる．また注意を向けたり，言語，音楽，ならびに他の感覚刺激の処理の役割を有している．脳の後方で後頭葉の下に位置し，大脳の容積の約10％を占める．

神経血管複合体 (Neurovascular complex)

　神経血管・リンパ複合体とも呼ばれる．身体や耳の鍼灸ポイントの基本的な組織学的構造として同定されてきた．それは大きな細動脈と表皮に向かって垂直に上行する枝とが連結され，細静脈が随伴したリンパ幹で構成されている．有髄神経線維は血液とリンパ管と血管の周りにある網状構造をした無髄神経線維に絡み合っている．全体的な構造は表面の筋膜から生じた疎な結合組織からなる垂直の円柱の中に存在しており，厚く密集し，部分的には孤立した皮膚の結合組織により取り囲まれている．神経血管複合体の上皮は，周囲の組織と比較して常に1000倍の電気伝導性が観察されてきた．

赤核 (Red nucleus)

　中脳にあり，上半身の協調運動（歩いている間に手を振るなど）や赤ん坊のハイハイなどに関与する．

線条体（striate body）

　解剖学的には尾状核，被殻，線条体は，基底核複合体の主要な入力中継点である．それは実行する機能に貢献し，刺激の強さや前後関係と調和した報酬や罰，驚嘆に関連する刺激によって活性化される．関連する病因にはパーキンソン病，ハンチントン病，ジスキネジアがあり，中毒症状もその1つであると考えられている．

前庭-視覚運動系（Vestibulo-ocular motor system）

　前庭-視覚反射の一部であり，頭の動きに対して適切な方向に目を動かすことで頭の動きを代償しながら網膜上の視覚情報を安定させる．

前前頭皮質（Prefrontal cortex）

　脳の前頭葉の前方部分である．その基本的な活動は思考と内なる意向や目標と一直線上にある行動を整合することであると考えられている．前前頭皮質は，長期間の企画や遂行を含む"実行する機能"や現在の行動による未来の結果を認識し，不当な社会の反応を乗り越え抑制し，物事や出来事の顕著な要因を識別する能力に関連している．

前頭葉皮質（Frontal cortex）

　前頭葉皮質は，前前頭連合皮質とも呼ばれる．この領域は人格に影響し，概念や道徳的な認識を長期にわたり計画，形成，対処する高度な精神機能に関わっている．前頭葉の皮質は脳幹の中心や辺縁系から広汎な神経入力をもつ．

側頭皮質（Temporal cortex）

　側頭葉の皮質であり，脳の両側に位置する．側頭皮質には第一次聴覚皮質も含まれ，意味論，言語と視覚と同様に聴覚の処理に関わる．

帯状回（Cingulate gyrus）

脳の内側部分にある脳回（辺縁）．脳梁の周りを部分的に覆っている．辺縁系の不可欠な部分として，感情，学習と記憶の形成や処理過程の機能をはたしている．

体性局在（Somatotopy）

身体の表面にある部分と中枢神経との間に一定の空間的な相関関係があること．例えば組織，四肢あるいは神経構造に影響を及ぼす耳のポイントは，脳にある空間的な相関と関係するように表出される．

大脳脚（Cerebral peduncles）

中脳の大部分を構成している．脳へ，そして脳から他の身体へと運動情報を伝える多くの神経束を含んでいる．

大脳皮質（Cerebral cortex）

大脳皮質は，記憶，注意，感覚の知覚，認識する意識，思考，言語と意識に関連する情報の進行過程に重要な役割を担っている．企画，創造性，意志決定，随意運動の開始，そして自己意識はこの領域で生じる．大脳皮質は，大脳半球に巻きつくような表層として存在する．その2/3は溝の中に折りたたまれている．大脳皮質は感覚，運動，そして関連野に分けられる．

大脳皮質は，視床＊と基底核＊を含む皮質下の構造物と連絡し，視床を経由してそれらから伝わる感覚（嗅覚をのぞく）の情報を受けとっている．しかしながら，実際には99％の連絡路と同じくらいの多くのものが皮質部のある部位から他の部位にある（Braitenberg and Schuz, 1991）．

中胚葉（Mesoderm）

筋肉，骨，結合組織，循環器，泌尿生殖器などが発生分化する．

調和システム（Harmonic system）

　整列した反応ポイントは，ポイントゼロを通り動径ベクトル上に位置する．そのような症例では，ポイントゼロから最も離れたポイント1ケ所のみの治療で十分であり，その他すべてのポイントを非活性化する．

頭頂葉皮質（Parietal cortex）

　頭頂葉の皮質であり，前頭葉の後方，後頭葉の上方に位置する．身体のさまざまな部位からの感覚情報を統合し，空間の感覚や位置確認を決定する．

動径ベクトル（Radius vector）

　動径とは，ポイントゼロ*を起点とし，脊椎や器官に相当する部位*を通る実線．

内胚葉（Endoderm）

　内胚葉は，消化管の上皮とその付属器官の上皮や実質，膀胱，尿道，前立腺などの上皮が発生分化する．

脳梁（Corpus callosum）

　脳皮質の下部にある広くて平たい軸索の束である．左右の大脳半球を連結し，多くの大脳半球間の伝達を繋ぐように横切る．

ノジェ周波数（Nogier frequencies）

　身体や耳の皮膚表面は7つの領域（A-G）に分けることができる．7つの特有の周波数の1つの光を当てると，皮膚の光を認識する性質により身体の上に個別の生物学的効果があらわれる．周波数は健常状態では標準であるが，病的な状態では変化する．領域が反応する周波数を決定するためにVAS（血管自律神経信号）をモニターする．病気の診断と治療におけるこれらの現象の開発はNogier氏の耳介医学の基礎を作った．

光知覚（Photoperception）

光に対する皮膚の感覚であり，特定の周波数で光を振動させた光にコード化された情報を中枢神経系に伝える能力．

非調和システム（Nonharmonic system）

この状態では，3つ以上のポイントが並ぶが，ポイントゼロを通過する動径ベクトルは形成しない．分度器を使用して，これらのポイントとポイントゼロで作られるラインの交差の角度が30°のところにポイントの位置を確定する．

副交感神経（Parasympathetic）

副交感神経系（PNS）は，自律神経系の一部であり，自律神経系は交感神経系（ANS）や腸壁神経叢（腸管に関連，ENS）を含む．また，自律神経系は，末梢神経の一部を形成する．副交感神経系は，代謝の休息と再生に関わる役割を担う．副交感神経系は，交感神経系（生存に直ちに関わる活動に関与し，さらに典型的には生理的資源のかなりの部分を使う）の働きを補足し，バランスをとっている．

扁桃体（Amygdala）

一群のアーモンドの形をした核群が，側頭葉の前方の下方に存在する辺縁系*の重要な部分を構成する．扁桃体は，過去の発達した経験を記録しながら感覚と内臓の情報を統合し，そして前脳，視床下部*と脳幹へ広汎に連絡する．その出力は視床下部を刺激して神経伝達物質であるドーパミン，ノルエピネフリンとエピネフリンを放出させて交感神経系を活性化する．

辺縁系（Limbic system）

脳梁*（左右の大脳半球を連結するアーチ状の横断性線維）のとり囲む皮質の輪であり，脳梁下部*と海馬傍回を加えた帯状回*を含む．その機能は，食べること，攻撃的な行動，感情の表現，性的反応など個々の生存と種の存続と考

えられる．

ポイントゼロ（Point zero）

耳のマスターポイントの1つである．ポイントゼロは，ホメオスタシスを保つのに役立つ．

マスター振動ポイント（Mater oscillation point）

耳のマスターポイント*の一つである．振動ポイントは耳珠に位置し，左右の大脳半球のバランスを調整させ，大脳半球異常を治療する．それはノジエのO'と同じか，非常に近い部位にある．

マスターポイント（Mater points）

全般に作用を有する一連の耳のポイントで，広く様々な治療において併用される．

- 内分泌：下垂体を介して全ホルモン系を活性化する（下垂体*）
- ストレスコントロール：急性ならびに慢性ストレスを緩和するために副腎を活性化
- トランキライザー：血圧を調節，筋緊張を軽減，一般的な鎮静効果をもつ
- 大脳マスター：慢性痛と心身症を治療する
- 振動マスター*：左右の大脳半球のバランスを調節し，大脳半球異常を治療する
- 感覚マスター：五感における正確な知覚を確保するのを助ける
- ポイントゼロ*：生理的な恒常性を保つ
- 神門：不安と痛みを軽減し，気分を高揚させる
- 交感神経：血圧と自律神経系の全体にわたる機能を調節する
- 視床：痛みのコントロールに用いる

網様体 (Reticular formation)

自律神経系の一部であり，呼吸，心拍や胃腸機能の調節に関連する．覚醒から睡眠までの意識の状態（倦怠感や動機づけも含む）を調整する．そして痛覚に関係する．この情報系は脳幹の中心に位置し，中脳・橋そして脊髄へと通りぬける．視床・視床下部と上部の皮質，小脳と下部の感覚神経にある領域へと連携している．

ロケーション (Location)

外耳における組織，病変または疾病の場所や部位を決定または選定する過程

ACR

耳心臓反射（VAS*）

Paul Nogier のフェーズ理論 (Phase theory of Paul Nogier)

フェーズ理論は，1980年に Paul Nogier 氏により提唱された．この理論は耳のポイントに鍼を刺したとき，1つの主たる効果と副次的な効果がしばしば観察されることを提案した．主たる効果は，外胚葉*，中胚葉*，もしくは内胚葉*に由来するものかもしれない．副次的な効果は，残りの二つの胚葉に関連するものであろう．2002年，Raphael Nogier 博士はワーキンググループのメンバーであり，ワーキンググループは以下のフェーズの公式定義を公表している．

"フェーズは，耳に出現した身体の一過性の神経的投影である．それらは，環境要因を含めた情報に対する脳反応が統合された結果であり，この反応が結果として，生理的あるいは病理的状況をまねくことになる"．

用語説明の参考文献

Braitenberg ang Schuz, 1991
Cho ZH, Wong EK, Fallon J. Neuro-Acupuncture Q-Puncture Inc. Los Angels, CA ; 2001
Heims JM. Acupuncture Energetics-A clinical approach for Physcians. Berkely

CA：Medical Acupuncture Publishers；1995
Sherwood L. Human Physiology From Cells to System, 2nd ed. Minneapolis：West Publishing Company；1995

4. 推奨機器とサプライ

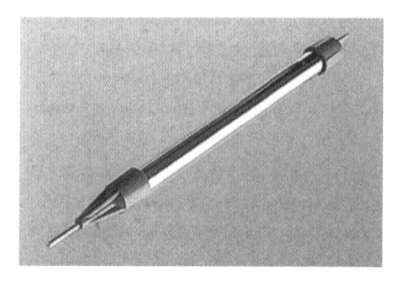

圧索棒：250 g圧　治療ポイントを圧痛で探索するのに適している

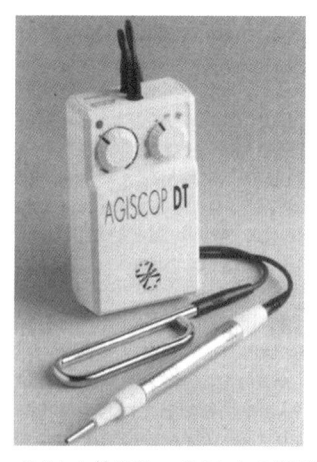

ポイント検出器：ポイントの鑑別に活用される
Agiscop DT が使いやすい

[訳者注]
　わが国では Nogier の提唱する方法に基づいて耳介治療を行っている人が少ないため，現在国内には，Nogier の推奨する機器の販売代理店がない．しかし，圧迫（疼痛）探索法に用いる圧索棒は日本製の鍉針などで代用できる．Agiscop DT も同様の事情であり，わが国で開発された機器での皮膚の低電気抵抗点探索で病的ポイントを見出している方がほとんどであると考えられる．

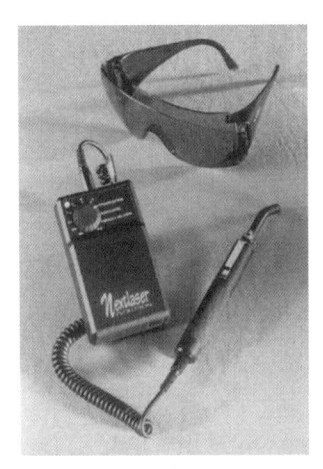

レーザー　赤外線パルスレーザーを使用
Nextlaser（904 nm ダイオード）は耳介治療ポイントの治療に効果的である

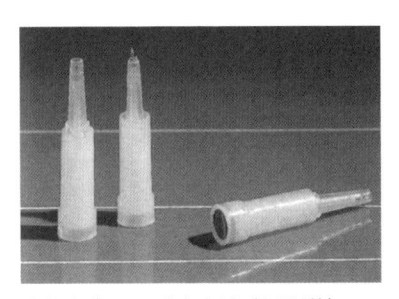

皮内鍼 {ASP　半永久鍼（留置鍼）}

写真：SEDATELEC（France）の許可を得て掲載

　レーザー機器も同様である．ASP（半永久鍼）もわが国では一部の人を除いて皮内鍼や円皮鍼で代用しているのが現状である．ここに示された機器の購入情報を得るには Agiscop DT の販売元であるフランスの SEDATELEC の website：http://www.sedatelec.com を参照するか，あるいは Sedatelec Pressure Probe, Agiscop DT, Sedatelec ASP, Sedatelec Next laser などのキーワードで web 検索すると良い．

引用文献と参考文献

引用文献
 1. Senelar R. Organisation du point d'acupuncture. Laboratoire d'Histologie embryo logie. Faculté de medicine de Montpellier. France, 1987
 2. Terral C. Le point d'acupuncture. Conference, GLEM. Lyon, June 2007
 3. Auziech O. Acupuncture et auriculothérapie. Essai d'analyse histologique de quelques structures cutanées impliquées dans ces deux techniques. Montpellier：Sauramps médical；1985
 4. Nogier R. Practical Introduction to Auriculomedicine [in French]. Heidelberg：Haug；1993
 5. Marignan M. Thermographie des points auriculaires. Lyon：Publication GLEM；2000
 6. Auziech, op. cit., 3
 7. Bourdiol RJ. Eléments d'auriculothérapie. Sainte Ruffine：Ed Maisonneuve；1980
 8. Bricot B. Enseignement d'auriculothérapie. Conference, GLEM. Lyon, 1985
 9. Egger J. Food allergy and the central nervous system in childhood. In：Brostoff J, Challacombe S. Food allergy and intolerance. London：Baillère Tindal；1987：pp.666-673
 10. Darlington LG, Ramsey NW. Diets for rheumatoid arthritis. Lancet 1991；338：1209
 11. Wraith DG. Ashma. In：Brostoff J, Challacombe S. Food allergy and intolerance. London：Baillére Tindal；1987：pp.486-497
 12. Alimi D. 5th International Symposium of Auriculomedicine. Conference, GLEM. Lyon, 2006

参考文献
Bossy J, Prat-pradal D, Taillandier J. Les Microsystém de l'Acupuncture. Paris：Masson；1984
Bossy J. Bases Neurobiologiques des Réflexothérapies. Paris：Masson；1978
Bourdiol RJ. Eléments d'Auriculothérapie. Sainte-Ruffine：Maisonneuve；1982
Helms JM. Acupuncture Energetics：A Clinical Approach for Physicians. New York：Thieme Medical Publishers；2008
Leclerc B. Auriculothérapie Théorique et Pratique. Published by the author himself. Nevers；1996
Nogier PFM. Traité d'Auriculothérapie. Sainte-Fuggine：Maisonneuve；1969
Nogier PFM, Nogier R. The Man in the Ear. Sainte-Fuffine：Maisonneuve；1985
Nogier PFM. Introduction Pratique a l'Auriculothérapie. Brussel：SATAS；1999
Nogier PFM, Maillard A, Petitjean F, Grignard Ph. Points Réflexes Auriculaires. Sainte Ruffine：Maisonneuve；1987

Nogier PFM, Petitjean F, Maillard A. Compléments des Points Réflexes Auriculaires. Sainte-Ruffine : Maisonneuve ; 1989

Nogier PFM. From Auriculotherapy to Auricular Medicine. Sainte-Ruffine, France : Maisonneuve ; 1983

Oleson TD. Auriculotherapy Manual : Chinese and Western Systems of Ear Acupuncture, 2nd ed. Los Angeles : Health Care Alternatives ; 1996

Rouxeville Y. Abrégé de cours d'Auriculothérapie et d'Auriculomédicine. Published by the author himself (out of stock) ; 1993

Rouxeville Y. Acupuncture Auriculaire Personnalisée. Montpellier : Sauramps Médical ; 2000

索　　引

あ

足　53
アレルギー　36, 73, 85, 87, 89
アレルギーポイント　23, 72, 84, 87

い

胃　41, 83
胃ポイント　38

う

うつ病性障害　62

か

肩　17, 53, 55
肩痛　54
肩手症候群　52
肩ポイント　54
乾癬　76
肝臓　46, 58, 59, 69, 77, 79, 81, 85
肝臓（右耳）　61, 73, 89
肝臓ポイント　60, 68, 72, 76, 84, 87

き

飢餓ポイント　38, 41
気管支喘息　88
急性痔核　80
胸郭出口症候群　66

け

頚胸神経節　99
頚椎　17
痙攣素因性体質　48
血管自律神経信号　130, 132, 166

こ

交感神経節，腰部　52, 53
股関節　53

さ

坐骨神経痛　44
三叉神経痛　66, 78

し

耳介医学　167
視床下部　23, 41, 43, 46, 47, 58, 59, 61, 64, 65, 69, 73, 81, 83, 167
視床下部ポイント　38, 42, 60, 68, 72
耳心臓反射　130
ジストロフィー，交感神経性，反射性　52, 66
手術痕　36
食物アレルギー　70
神経血管複合体　4, 8, 168

す

膵臓　85
膵臓（左耳）　61, 73, 83, 89
膵臓ポイント　60, 72, 84, 87, 89

せ

星状神経節　17, 52, 53, 55, 67, 99
星状神経節ポイント　54
脊椎　16
線維筋痛症　92
喘息，気管支　88
前頭葉　65
前頭葉皮質　53
潜伏テタニー　48

た

帯状疱疹　50
大腸　43, 73
大腸ポイント　42, 72
多動性障害　84
煙草依存症　34
多発性関節炎，神経性，慢性　85

胆嚢　43
胆嚢ポイント　42

ち

痔核, 急性　80

て

手　17, 53
低血圧　36
低血圧症　68
テタニー, 潜伏　48

に

乳腺症　58

ね

熱傷瘢痕　36

の

ノジェ周波数　138, 171

は

反射性交感神経性ジストロフィー　52, 66

ひ

光知覚, 皮膚　134, 135
膝　17
肘　17
皮膚の光知覚　134, 135
肥満　38

ふ

不安　82
フェーズ理論　116, 118, 174
副腎　49
副腎ポイント　48
不妊症　46

へ

変形性脊椎症　56
片頭痛　36, 60
偏頭痛　36, 60
片側性大脳半球障害　74
便秘　42

ほ

ポイントゼロ　10, 23, 44, 45, 50, 51, 54, 55, 64, 110, 112, 113, 114, 173

ま

マスターポイント　22, 173
末梢性神経障害　90
慢性進行性多発性関節炎　86

よ

腰椎　17
腰部交感神経節　52, 53

英文

RSD　52, 66

著者プロフィール

向野　義人（むかいの　よしと）

学歴・職歴
　1971 年　九州大学医学部卒業
　1977 年　医学博士
　1981 年　福岡大学医学部第 2 内科講師（腎臓部門，1989 年 10 月まで）
　1989 年　福岡大学体育学部（現，スポーツ科学部）教授
　1990 年　福岡大学大学院体育学研究科教授
　　　　　（現，福岡大学大学院スポーツ健康科学研究科）
　2006 年　福岡大学病院東洋医学診療部の発足に伴い診療部長を併任（2012 年 3 月まで）
　2017 年　福岡大学退職　福岡大学名誉教授

留学
　1979 年　上海中医学院（現，上海中医薬大学）鍼灸部門（3 カ月）
　1990 年　ドイツ・ゲッティンゲン大学医学部病態生理学部門（1 年間）
　2002 年　英国・ペニンシュラ医学校（エクセター大学）代替医療研究所（1 年間）

社会的活動
　2000 年〜2002 年，2004 年〜2012 年，2018 年〜2022 年
　　　　　あん摩マッサージ指圧師，はり師およびきゅう師国家試験委員会委員長
　2005 年〜2015 年　独立行政法人大学評価・学位授与機構学位審査会（鍼灸部会）専門委員
　2006 年〜　ケア・ワークモデル研究会（2021 年から M-Test 研究会と改称）会長

著書
　経絡テスト　医歯薬出版，1999 年
　経絡テストによる診断と鍼治療，医歯薬出版，2002 年
　スポーツ鍼灸ハンドブック，文光堂，2003 年
　経絡ストレッチと動きづくり，大修館，2006 年
　Sports Acupuncture, Eastland Press, Seattle, 2008
　図解 M-Test，医歯薬出版，2012 年
　M-Test-経絡と動きでとらえる症候へのアプローチ，医学書院，2012 年
　スポーツ鍼灸ハンドブック第 2 版，文光堂，2012 年
　M-Test 基本ガイド-経絡テストからの展開，医歯薬出版，2017 年
　Dr.向野の初学者のための耳介治療実践マニュアル，シービーアール，2022 年

Nogier 博士の耳介治療ハンドブック

2012年12月15日	第1版第1刷
2019年 1月15日	第1版第2刷
2022年10月15日	第1版第3刷

監　　　訳　向野義人
発　行　人　小林俊二
発　行　所　株式会社シービーアール
　　　　　　東京都文京区本郷3-32-6　〒113-0033
　　　　　　☎(03)5840-7561　(代)　Fax(03)3816-5630
　　　　　　E-mail／sales-info@cbr-pub.com
　　　　　　ISBN 978-4-902470-88-8　C3047
　　　　　　定価は裏表紙に表示
装　　　幀　上村浩二
印 刷 製 本　三報社印刷株式会社
　　　　　　Ⓒ Yoshito Mukaino 2012

本書の内容の無断複写・複製・転載は，著作権・出版権の侵害となることがありますのでご注意ください．

JCOPY　＜(一社)出版者著作権管理機構 委託出版物＞

本書の無断複製は著作権法上での例外を除き禁じられています．複製される場合は，そのつど事前に，(一社)出版者著作権管理機構(電話 03-5244-5088, FAX 03-5244-5089, e-mail: info@jcopy.or.jp) の許諾を得てください．